Anne Freimann

Wege aus der Blasenschwäche

Anne Freimann

Wege aus der Blasenschwäche

hr Service: Gesundheit

schlütersche

Bibliografische Information der Deutschen Nationalbibliothek
Die Deutsche Nationalbibliothek verzeichnet diese Publikation in der Deutschen Nationalbibliografie; detaillierte bibliografische Daten sind im Internet über http://dnb.ddb.de abrufbar.

ISBN 978-3-89993-537-0

Anschrift der Redaktion
Hessischer Rundfunk
FS Bildung, Familie und Service
Redaktion Service: Gesundheit
Bertramstraße 8
60320 Frankfurt

Fotos
Monika Adamczyk 76; Yuri_Arcurs 91; Tanja Bagusat 64; Marcin Balcerzak 30; Stefanie Bandmann 119; Christophe Baudot 16; Martina Berg 88; Alison Bowden 39; William Casey 32, 73; Stephen Coburn 70; Duey 25; emily2k 67; Liv Friis-larsen 115; Keith Frith 19; Eric Gavaert 65; Daniel Gilbey 112; Joe Gough 54; Benjamin Haas 93; Alex Hinds 68; Hansjuerg Hutzli 98; Tomo Jesenicnik 95, 120; joyful_girl 107; JulianMay.co.uk 14; Robert Kelly 22; Michael Kempf 59; Kernel 109; Gernot Krautberger 53; Gennady Kravetsky 116; Robert Lerich 92; Olga Lisitskaya 71, 106; Nolte Lourens 83; mbfotos 105; MEV 28, 80, 87, 108, 111; Danil Mihailov 116; og-vision 118; Patrizier-Design 21; Dimitrije Paunovic 12; Jürgen Priewe 47; Anette Linnea Rasmussen 110; Rainer Schmittchen 100; Clint Scholz 44; Tim Schrill 42; Jean Schweitzer 49; Kristian Sekulic 13; Oliver Steiert 114; Jason Stitt 74; Marina Subocheva 97; Take A Pix Media 29; Tarzoun 79; Volodymyr Vasylkiv 37; Graça Victoria 9; Waugi 75; Alfred Wekelo 34; Natthawat Wongrat 11

Gestaltung: Schlütersche Verlagsgesellschaft mbH & Co. KG, Hannover
Satz: Die Feder GmbH, Wetzlar
Druck und Bindung: Schlütersche Druck GmbH & Co. KG, Langenhagen

Inhalt

Vorwort

Liebe Leserin, lieber Leser,

ständiger Harndrang, Schmerzen beim Wasserlassen und das Gefühl, nicht mehr selbstbestimmt auf Toilette zu gehen, belasten viele von uns. An größere Unternehmungen und ausgedehnte Spaziergänge ist dann kaum noch zu denken. Und auch kleinere Wege, wie etwa zum nächsten Supermarkt, werden zu einer scheinbar unüberwindbaren Herausforderung. Plötzlich bestimmen die Angst und Sorge, den Urin nicht halten zu können, das Leben.

Ungefähr fünf Millionen Deutsche leiden unter Blasenschwäche. Landläufig gilt die Erkrankung immer noch als Frauenleiden, doch rund ein Drittel der Betroffenen sind Männer. Sie alle haben Angst, andere Menschen könnten von ihrer Blasenschwäche erfahren. Zu tief sitzt die Vorstellung, der Körper müsse reibungslos funktionieren. Aus Scham ziehen sich viele Betroffene zurück

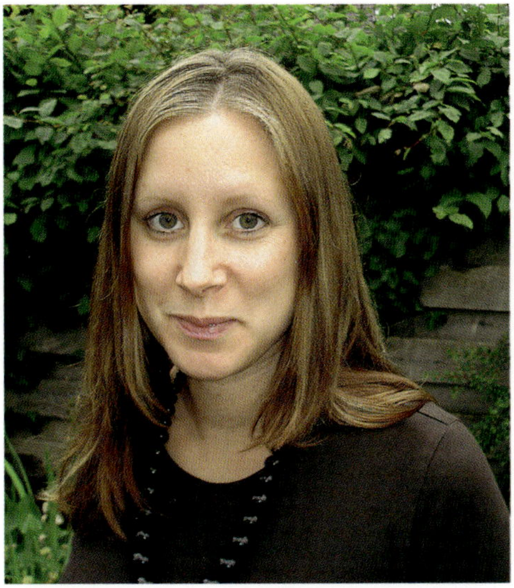

und verzichten auf soziale Kontakte.

Ziel dieses Buches ist es, den Betroffenen Mut zu machen, aktiv gegen die Blasenschwäche vorzugehen. Dazu werden hier Therapien vorgestellt und Alltagshilfen aufgezeigt. Denn so vielfältig wie die Ursachen einer Blasenschwäche sind, so viele effektive Gegenstrategien gibt es auch.

Anne Freimann und die Redaktion Service: Gesundheit

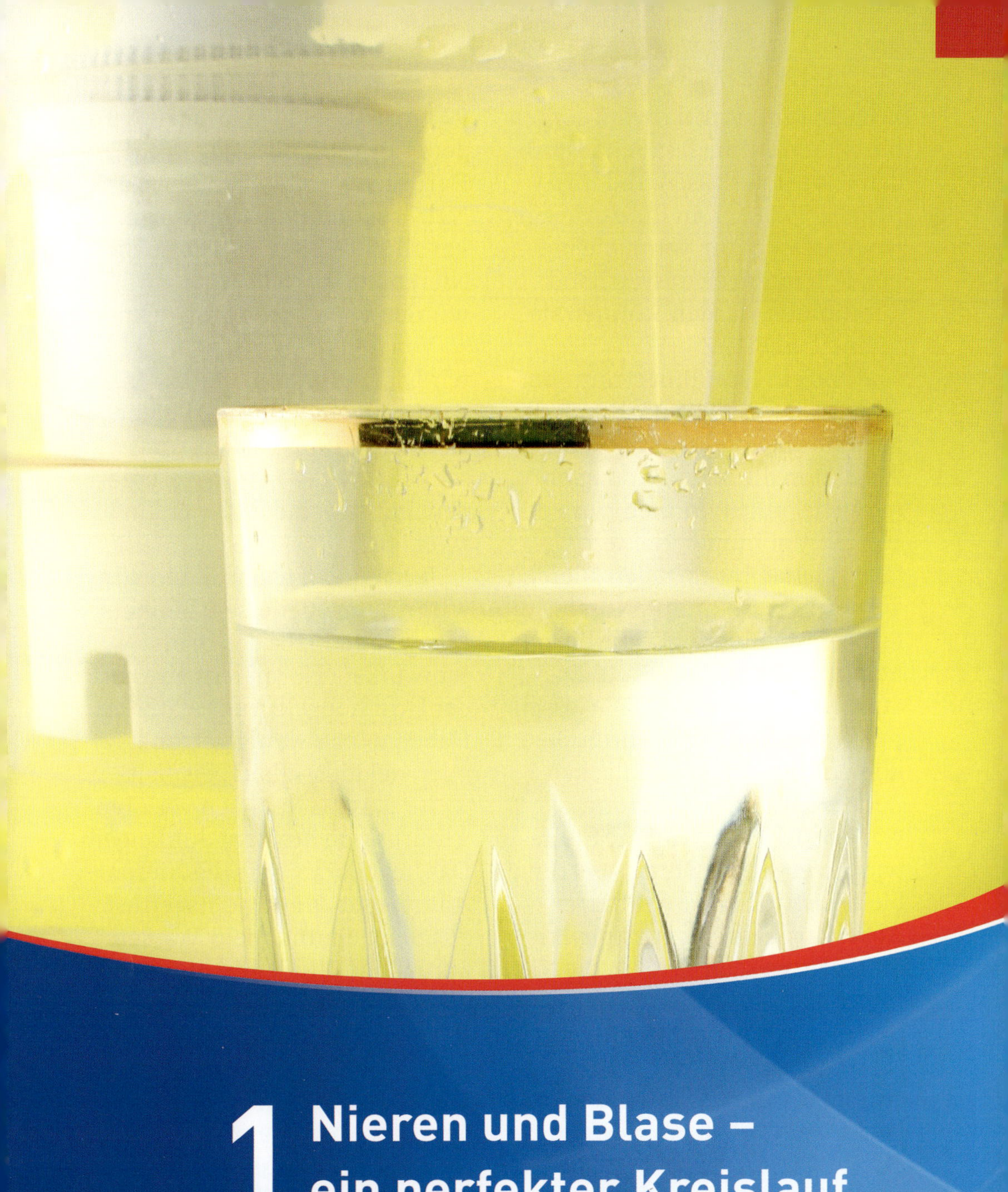

1 Nieren und Blase – ein perfekter Kreislauf

Wie ein Miniaturklärwerk sorgen die Nieren dafür, dass Schadstoffe den Körper verlassen und nützliche Substanzen in ihn zurückgelangen. Doch nur, wenn die kleinen Filteranlagen ausreichend durchblutet werden, können sie optimal arbeiten.

Rund ein Liter Blut strömt normalerweise pro Minute durch die Nieren. Über die Arterien wird das Blut in die Nieren transportiert. Hier angekommen, wird es zunächst in immer kleinere Gefäße geleitet, bis es in den Nierenkörperchen ankommt. Nun filtern feinste Blutgefäße die einzelnen Inhaltsstoffe des Bluts. Die dünnen Wände der Gefäße lassen nur bestimmte Stoffe durch. So können Wasser und Schlacken, Zucker oder Salze die Trennwände passieren. Größere Stoffe, wie Eiweiße oder Blutkörperchen, bleiben zurück. Die gefilterten Abfallstoffe, der sogenannte Primärharn, werden dann in die Nierenkanälchen weitergeleitet und nochmals gefiltert. Doch auch hier lassen die Blutgefäße nur bestimmte Stoffe passieren. Das ist wichtig: Lediglich ein geringer Teil des Primärharns wird letztendlich ausgeschieden. Rund 99 Prozent des Primärharns wird dem Körper wieder zugeführt. Darunter wichtige Stoffe wie Natrium, Kalium, Vitamine und vor allem Wasser. Behielten die Nieren diese Stoffe nicht zurück, würden wir schnell austrocknen.

Von den Nieren ausgeschieden wird der sogenannte Endharn. Er wird vom Nierenbecken in die Harnleiter transportiert und schließlich als Urin ausgeschieden. Pro Tag sind das etwa ein bis zwei Liter.

Je nachdem wie viel und was wir trinken oder essen, können Menge und Farbe des Urins schwanken. Normalerweise ist der Urin hellgelb und relativ klar. Haben wir zu wenig getrunken oder viel Flüssigkeit beispielsweise durch Schwitzen verloren, verfärbt sich der Urin dunkelgelb. Das liegt daran, dass die Nieren sofort jeden Flüssigkeitsverlust ausgleichen und mehr Wasser zurück ins Blut leiten. Wir spüren diesen Prozess, indem wir plötzlich Durst bekommen.

Umgekehrt gilt: Je mehr wir trinken, desto heller ist der Urin. Und desto häufiger müssen wir auf die Toilette. Rund 0,4 Liter Flüssigkeit kann die Blase aufnehmen bis der Harndrang einsetzt; das Fassungsvermögen der Blase ist begrenzt.

Füllt sich die Blase mit Urin, dehnt sich die glatte Blasenwand langsam aus und wird dünner. Spezielle Rezeptoren nehmen die Dehnung der Blasenwand wahr. Ist das Fassungsvermögen der Blase erreicht, setzt langsam der Harndrang ein. Normalerweise bleibt dann immer noch genügend Zeit, die Blase zu entleeren. Denn zwischen Blase und Harnröhre sitzen zwei Schließmuskeln. Den äußeren Schließmuskel können wir bis zu einem gewissen Punkt steuern. Erst wenn wir es wollen, öffnet sich dieser Muskel, damit der Urin über die Harnröhre abfließen kann.

Danach kontrahiert die Blase, schließt sich, um wieder gefüllt zu werden. Durch äußere Reize,

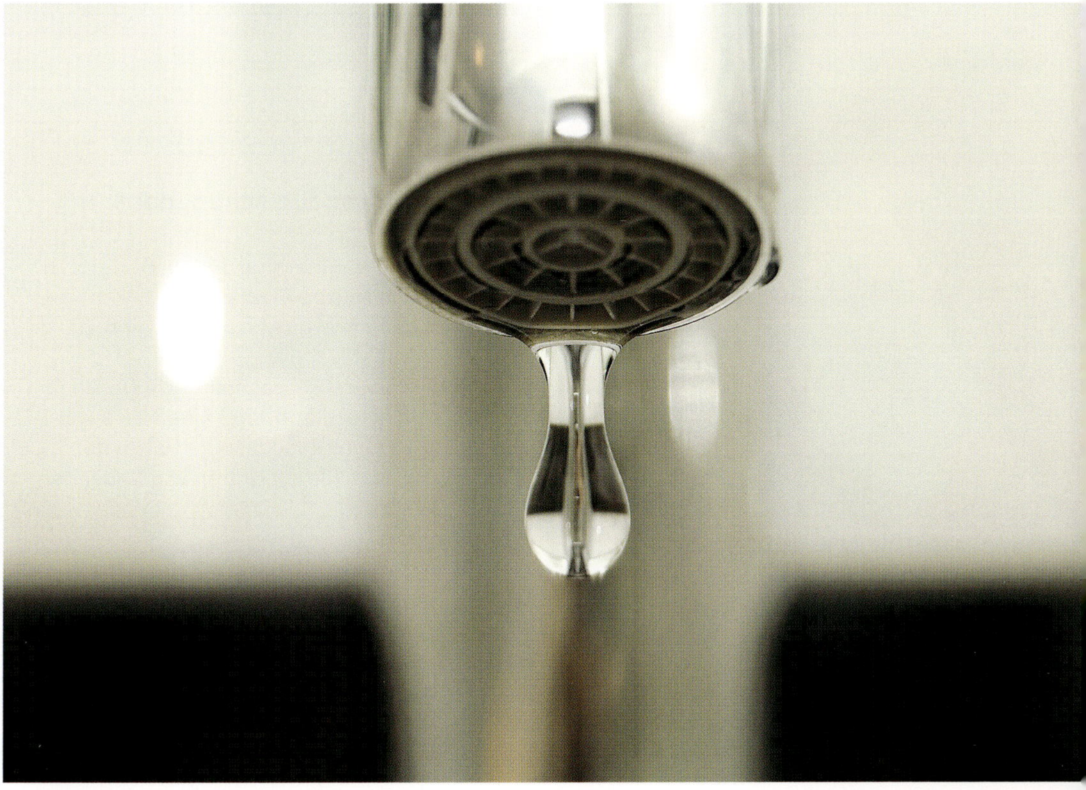

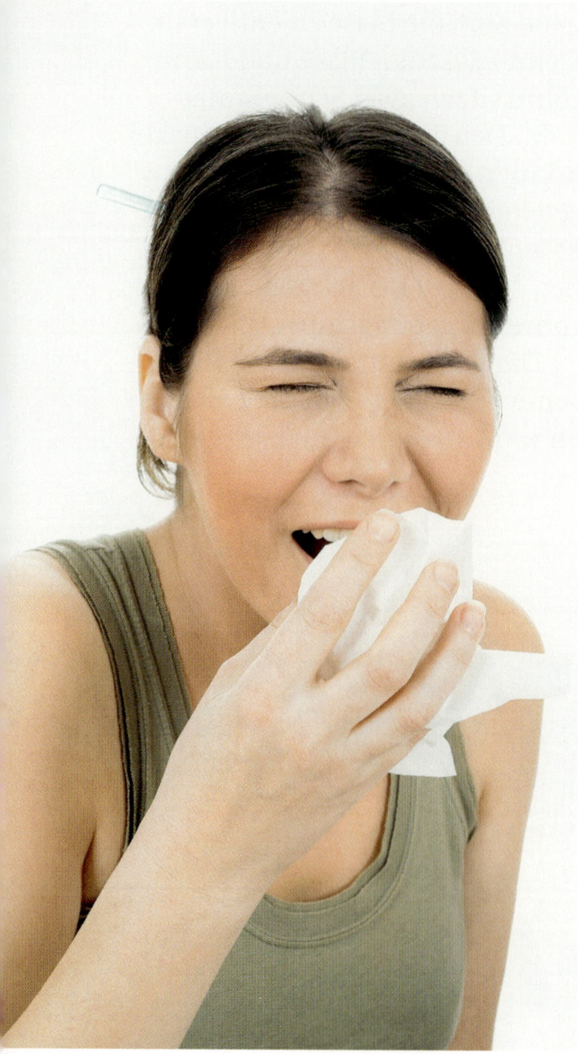

wie Lachen, Husten oder körperliche Belastung, erhöht sich der Druck auf die Blase. In der Regel ist das kein Problem. Beim Husten erhöht sich reflektorisch der Harnröhrenverschlussdruck. Ist der Blasenmuskel, der Schließmuskel oder der Aufhängeapparat der Blase aber gestört oder geschädigt, haben die Betroffenen keinen Einfluss mehr auf das kontrollierte Abfließen des Urins. So kann es zum ungewollten Harnverlust kommen.

service:**gesundheit** **info**

Wussten Sie schon, dass

- pro Minute rund 1 Liter Blut durch die Nieren fließt?
- eine Niere zwischen 120 und 200 g wiegt?
- das erste transplantierte Organ in Deutschland 1963 eine Niere war?
- im Jahr 2000 fast die Hälfte der gespendeten Nieren von Lebenden kam?

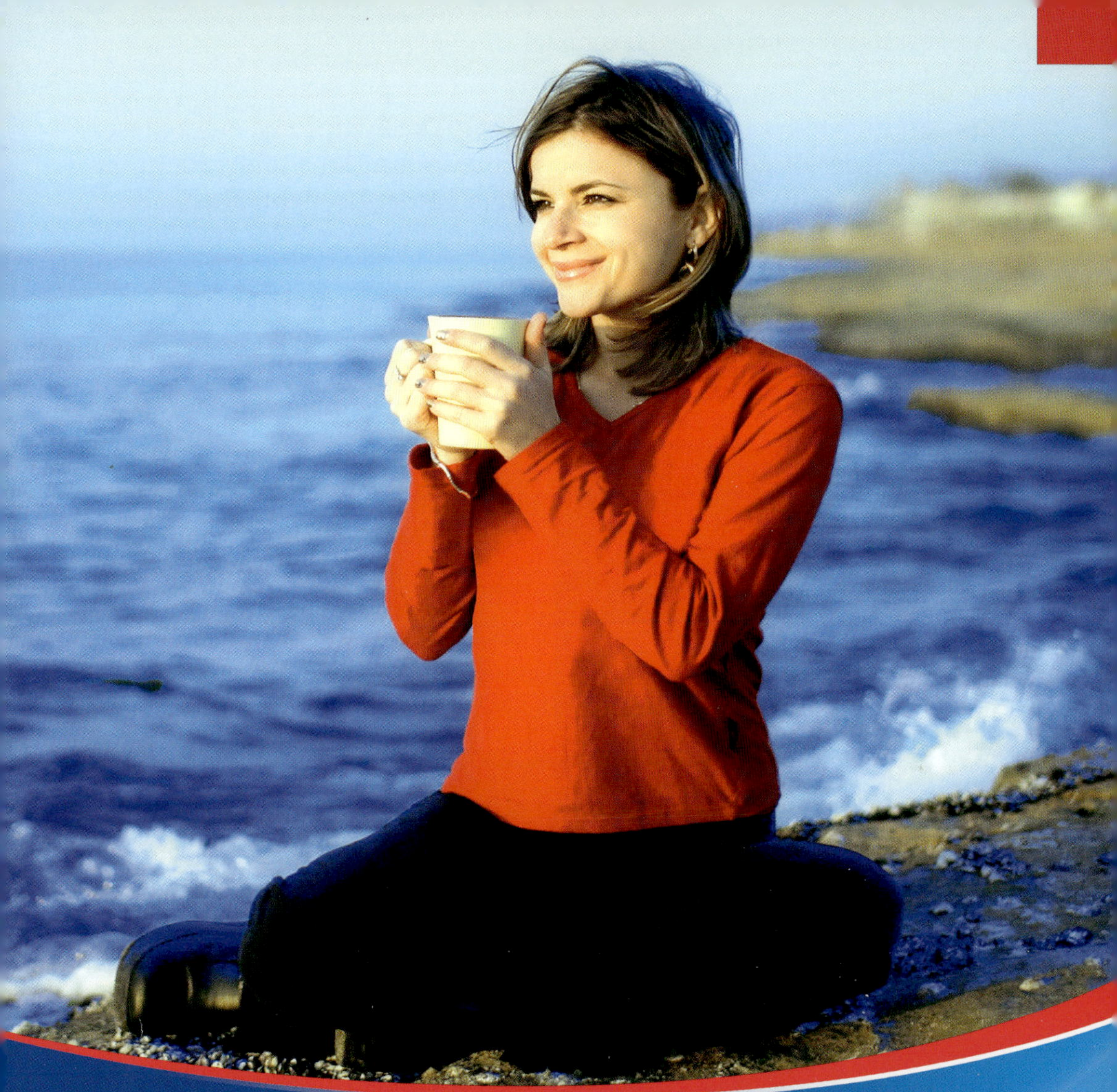

2 Blasenprobleme – hilfreiche Gegenmittel

Erkrankungen der Harnwege, im Speziellen der Blase, gehören zu den häufigsten Beschwerden überhaupt. Je eher eine mögliche Erkrankung der Blase erkannt und behandelt wird, desto größer sind die Chancen für eine schnelle und erfolgreiche Behandlung. Die Symptome einer Blasenentzündung sind leider nicht immer eindeutig, denn auch Fieber, Kopfschmerzen oder Müdigkeit können auf Probleme mit der Blase hindeuten. Deshalb ist es wichtig, schon bei den ersten Anzeichen zum Arzt zu gehen. Generell gilt:

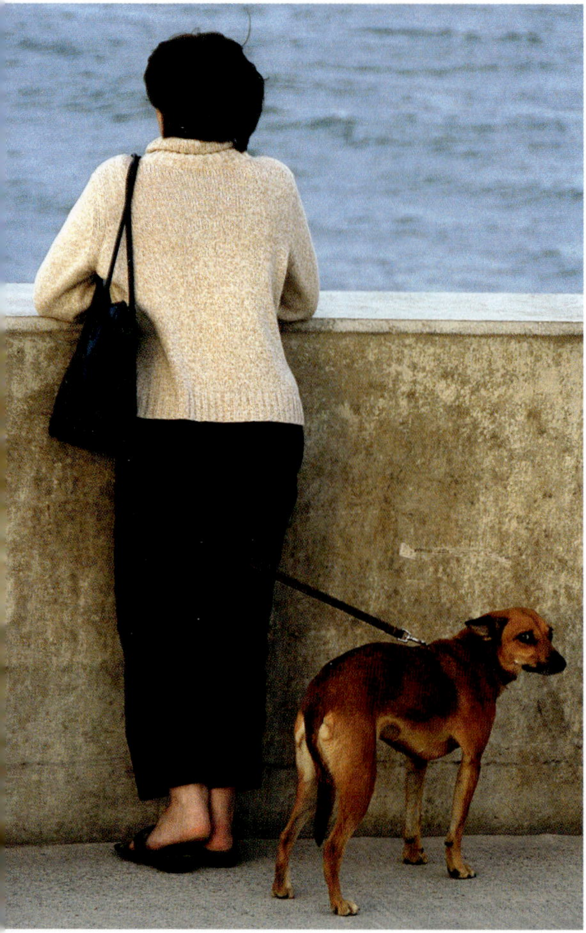

- Wer unter häufigem Harndrang leidet, aber nur kleinste Mengen Urin entleeren kann, sollte unbedingt einen Arzt aufsuchen.
- Auch wenn Urin nur in kleinen Mengen oder nur unter Pressen ausgeschieden werden kann, muss ein Arzt die Ursachen abklären.
- Ist der Urinstrahl dünner als sonst, hat sich seine Farbe verändert oder ist gar Blut enthalten, können das Warnzeichen für eine Erkrankung sein.
- Auch Brennen oder Schmerzen beim Wasserlassen, in der Blase oder der Harnröhre sind nicht normal und sollten ärztlich untersucht werden.

Vor allem Frauen leiden unter Blasenentzündungen. Denn sie haben – anders als Männer – eine relativ kurze Harnröhre. So können schädliche Bakterien, beispielsweise aus dem Darm, bei ihnen schneller in die Blase gelangen und hier Entzündungen auslösen. Häufige oder chronisch verlaufende Harnwegsinfekte können die Muskeln in der Blase schädigen (siehe Seite 16, Kapitel Blasenentzündung).

Bei Frauen, die mehrere Kinder zur Welt gebracht haben, ist zudem oft die Beckenbodenmuskulatur geschwächt oder abgesenkt. Die erschlaffte Muskulatur kann den Urin nicht mehr so gut halten. Bei Frauen, die erst nach den Wechseljahren verstärkt unter Blasenproblemen leiden, kann ein Mangel des weiblichen Geschlechtshormons Östrogen die Ursache sein.

Blasenprobleme bei Männern werden überwiegend durch eine gutartige Vergrößerung der Prostata ausgelöst (siehe Seite 34, Kapitel Gutartige Vergrößerung der Prostata).

Daneben gibt es viele andere Ursachen, die die Blase schwächen können. So kann sich die Muskulatur der Blasenwand verändern und dadurch weniger dehnbar sein. Die Folge: Die Blase kann weniger Urin aufnehmen, der Harndrang setzt früher ein und wir müssen häufiger auf die Toilette. Auch das Gewicht spielt eine Rolle. Denn je mehr wir wiegen, desto mehr Druck lastet auch auf der Blase. Um die Blase gesund zu halten, gilt es, eventuellem Übergewicht so früh wie möglich gegenzusteuern. Darüber hinaus können Verkalkungen der Gefäße im Gehirn die Steuerung des

service:**gesundheit** **info**

Blasenschwäche – machen Sie den Test!

1. Müssen Sie tagsüber mehr als acht Mal auf die Toilette?
2. Müssen Sie nachts regelmäßig auf die Toilette?
3. Haben Sie Schwierigkeiten, den Urin zu halten?
4. Spüren Sie häufiger ein starkes Dranggefühl?
5. Haben Sie schon einmal unfreiwillig Urin verloren? Beispielsweise beim Treppensteigen oder Lachen?
6. Haben Sie Angst, etwas zu unternehmen, weil Sie etwa fürchten, nicht mehr rechtzeitig eine Toilette zu erreichen?

Wenn Sie mindestens vier der Fragen mit „Ja“ beantworten können, liegt mit hoher Wahrscheinlichkeit eine Blasenschwäche bei Ihnen vor.

Experteninterview zur Blasenschwäche

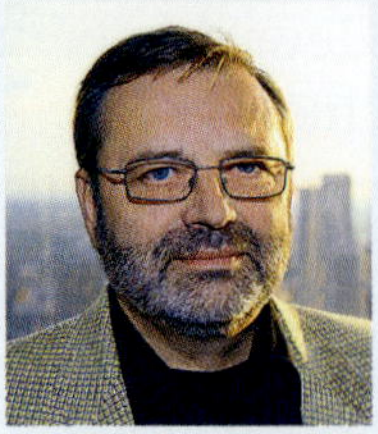

Experte: Dr. med. Hermann Josef Berberich, Facharzt für Urologie/Psychotherapie/ Umweltmedizin in Frankfurt a. M.

Wird die Blase im Alter kleiner?
Im Laufe des Lebens verringert sich das Fassungsvermögen der Blase. Können in jüngeren Jahren rund 0,4 Liter Urin gespeichert werden, verringert sich die Menge bei älteren Menschen durchschnittlich auf 0,3 Liter. Das liegt allerdings nicht daran, dass die Blase schrumpft. Vielmehr ist die Blasenwand nicht mehr so dehnbar. Zudem – so ergab eine Studie – soll die Muskulatur der Blase empfindlicher werden. Die Folge: Es entsteht schneller das Gefühl von Harndrang.

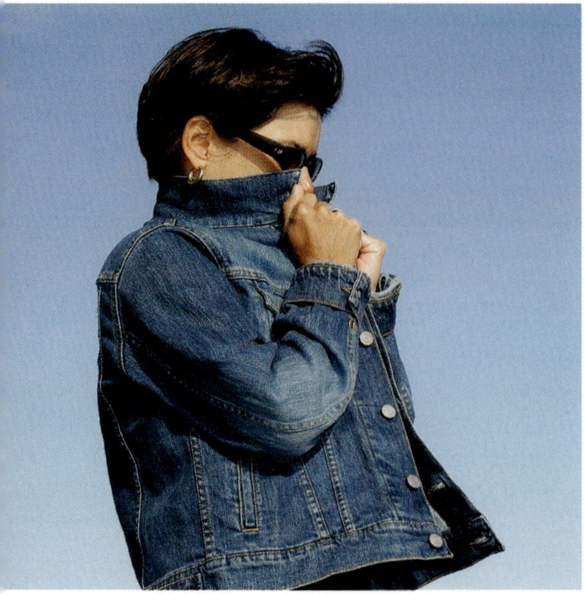

Schließmuskels stören. Auch Medikamente, beziehungsweise deren Nebenwirkungen können die Blase schwächen.

2.1 Blasenentzündung – wirksame Mittel gegen die Entzündung

Zu den häufigsten Erkrankungen der Harnwege zählt die Zystitis (griech. Zyste = Harnblase, die Endung „-itis“ steht für eine Entzündung). Etwa jede vierte Frau leidet einmal pro Jahr unter schmerzhaften Harnwegsinfekten. Blasenentzündungen sind die häufigste bakterielle Infektion bei Frauen.

Typische Symptome sind brennende Schmerzen beim Wasserlassen, Bauchkrämpfe und ständiger Harndrang. Doch während manche Betroffene immer wieder unter neuen Infekten leiden, bleiben andere lebenslang davon verschont. Woran liegt das?

Was passiert im Körper?

Frauen leiden häufiger unter Harnwegsinfektionen, da ihre Harnröhre mit 2,5 bis 4 Zentimetern deutlich kürzer als die von Männern (etwa 20 Zentimeter) ist. Krankheitserreger können so viel schneller in die Blase gelangen. Im Prinzip sind die Bakterien immer im Körper vorhanden – vor allem in der Scheide und im Darm. Über die Harnröhre können sie in die Blase aufsteigen. Deshalb sprechen Mediziner auch von aufsteigenden Infektionen. Bei der sogenannten unteren Harnwegsinfektion sind Harnröhre oder Blase entzündet. In einigen Fällen können die Bakterien aber auch von der Blase weiter durch die Harnleiter bis in das Nierenbecken aufsteigen. Mediziner sprechen dann von einer Infektion der oberen Harnwege, da hier das Nierenbecken entzündet ist.

Sind die Bakterien einmal in der Blase angekommen, vermehren sie sich schnell. Denn anders als Viren, können sich Bakterien durch Zellteilung selbst vermehren. Dazu teilen sie sich in der Hälfte. Aus den zwei Teilen entstehen dann neue Bakterien. Aber wieso vermehren sich die Bakterien nur manchmal in den Harnwegen?

Das Wachstum der Bakterien wird durch äußere Umstände gefördert. Normalerweise ist der

service:**gesundheit** info

Gründe, warum die Blasenentzündung wiederkommt

- Gestörte Blasenfunktion
- Falsche oder übermäßige Hygiene
- Seifenhaltige Waschlotionen
- Sex und Verhütungsmittel
- Geschwächte Abwehrkräfte
- Falsches Toilettenverhalten
- Vergrößerte Prostata

Urin leicht sauer. Hier können sich die Erreger nur schlecht vermehren. Durch falsche oder übermäßige Hygiene sowie seifenhaltige Waschlotionen kann sich das natürliche Milieu im Intimbereich verändern und alkalisch werden; schädliche Bakterien können sich dann leichter vermehren.

Andere Ursachen, die einen Harnwegsinfekt besonders bei Frauen begünstigen, sind Geschlechtsverkehr und Verhütungsmittel wie Kondome. Scheide, Harnröhre und Blase liegen nah zusammen; beim Geschlechtsverkehr können die Bakterien somit relativ einfach in Richtung Blase gelangen. Bis eine Entzündung entsteht, dauert es in der Regel jedoch ein paar Tage. Deshalb sehen viele betroffene Frauen hier keinen Zusammenhang.

Ein anderer Grund liegt in unserem Immunsystem. Ist die körpereigene Abwehr durch Erkältungen oder andere Infekte geschwächt, haben die Keime leichtes Spiel.

Auch anatomische Ursachen können Harnwegsinfekte fördern. Ist die Harnröhre zu eng, kann Restharn in der Blase zurückbleiben. Für Krankheitserreger ist das ideal. Sie werden weniger mit dem Urin ausgespült und können sich schneller vermehren. Ebenso kann es zu einem Rückfluss von Urin aus der Blase in die Nieren kommen, der eine Entzündung auslöst.

Zudem haben sich viele Frauen im Laufe des Lebens angewöhnt, ihren Harndrang zu unterdrücken oder zu wenig zu trinken. Letzteres begünstigt die Entstehung eines Harnwegsinfekts. Die mögliche Folge: Die Muskulatur der Blase wird langsam gedehnt und die Blase kann sich nicht mehr komplett entleeren. Restharn verbleibt in der Blase und bildet ein ideales Milieu für Bakterien.

Betroffen sind aber auch ältere Männer. Bei ihnen ist eine vergrößerte Prostata häufiger Auslöser für Harnwegsinfekte. Der Grund: Der Urin kann nicht mehr gut abfließen und es kommt zu Entzündungen.

Allzu oft wird die Blasenentzündung chronisch. Um eine dauerhafte Heilung zu erzielen, sollten die Ursachen der Beschwerden umgehend mit einem Arzt abgeklärt werden.

Was passiert beim Arzt?

Urinprobe und Harnteststreifen

Zuerst wird der Arzt den Urin auf mögliche Bakterien untersuchen. Mittels einer Urinprobe und eines Harnteststreifens kann der Arzt die Menge der roten und weißen Blutkörperchen sowie des Salzes Nitrit bestimmen. Nitrit wird von den Bakterien abgegeben. Je mehr Nitrit die Teststreifen also anzeigen, desto wahrscheinlicher ist es, dass sich Bakterien angesiedelt haben. Ein weiterer Hinweis auf eine Entzündung sind Eiweiß und Blut im Urin. Dieser Schnelltest zeigt allerdings nur an, ob eine Entzündung vorhanden ist. Darüber, welche oder wie viele Bakterien die Infektion ausgelöst haben, gibt der Test keine Auskunft.

Ist die Entzündung zum ersten Mal aufgetreten, reicht der Schnelltest für eine Diagnose aus.

Wichtig ist, dass vor der Verabreichung eines Antibiotikums eine Urinkultur angelegt wird, um später anhand eines Antibiogramms die Therapie überprüfen zu können. Man nennt das eine kalkulierte Therapie.

Der Arzt wird in diesem Fall ein Antibiotikum verschreiben, das in der Regel über drei Tage eingenommen werden muss.

Anders als Viren lassen sich Bakterien gut mit Antibiotika behandeln. Die Mittel greifen direkt in den Stoffwechsel der Bakterien ein, töten sie ab (bakteriozid) oder hemmen sie in ihrem Wachstum (bakteriostatisch). Die menschlichen Zellen kommen dabei nicht zu Schaden. Da durch den Schnelltest die genaue Bakterienart nicht bekannt ist, kommen hier vor allem sogenannte Breitband-Antibiotika zum Einsatz. Sie wirken gegen viele Bakterien. Allerdings nur, wenn das Mittel wie vorgeschrieben eingenommen wird. Wird die Einnahme frühzeitig abgebrochen, können einige Bakterien im Körper überleben und einen Rückfall auslösen. Au-

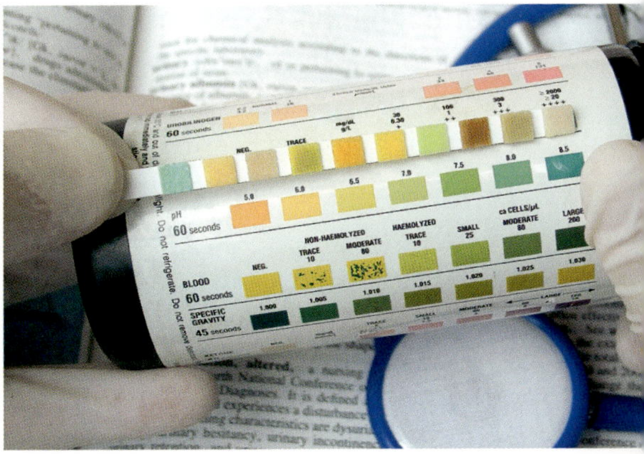

ßerdem können die Bakterien resistent gegen dieses Antibiotikum werden, sodass bei einer erneuten Erkrankung dieses Mittel womöglich wirkungslos ist.

Weiterführende Untersuchungen

Bei häufigen und schweren Harnwegsinfekten sind tiefer gehende Untersuchungen notwendig. Um den genauen Verursachern auf die Spur zu kommen, kann der Arzt den Urin unter dem Mikroskop untersuchen. Dazu wird zunächst eine Urinkultur angelegt. Der Arzt taucht eine kleine, beschichtete Kunststoffplatte in den Urin. Dann wird die Platte in einen speziellen Wärmeschrank gelegt. Die Bakterien werden also quasi ausgebrütet. Unter dem Mikroskop kann der Arzt genau erkennen, welche Bakterienkulturen sich gebildet haben. So ist eine gezielte Antibiotikatherapie möglich. In den meisten Fällen finden sich Escherichia coli (E. coli) Bakterien. Sie stammen aus dem Darmbereich.

Andere Erkrankungen ausschließen

Um andere Erkrankungen wie Harnsteine oder eine verengte Harnröhre auszuschließen, kann der Arzt die Harnwege per Ultraschall untersuchen. Das ist auch dann notwendig, wenn der Verdacht besteht, dass die Entzündung ins Nierenbecken aufgestiegen ist.

Eine Spiegelung der Harnwege kann sinnvoll sein, um weitere Ursachen für die Blasenentzündung zu erkennen. Das ist vor allem dann der Fall, wenn ein Verdacht auf Blasensteine oder einen Tumor besteht. Dazu wird ein so genanntes Zystoskop, vergleichbar mit einer winzigen Kamera, über die Harnröhre in die Blase geschoben.

Dem Patienten wird in der Regel ein Gleitmittel mit einem Oberflächenanästhetikum (Betäubungsmittel) in die Harnröhre eingeführt. Steuerbare, flexible Instrumente werden hauptsächlich bei Männern eingesetzt. Bei Frauen ist dies wegen der Kürze der Harnröhre nicht erforderlich.

Grundsätzlich gilt: Je eher die Ursache einer komplizierten oder wiederholten Blasenentzündung entdeckt wird, desto besser sind die Heilungschancen. Auch komplizierte oder wiederkehrende Harnwegsinfekte werden zunächst mit Antibiotika behandelt. Die Ursache sollte dann schnell beseitigt sein. Die meisten Menschen vertragen diese Medikamente relativ gut. Sollten aber Nebenwirkungen wie Übelkeit und Hautprobleme auftreten, müssen diese sofort mit dem Arzt besprochen werden.

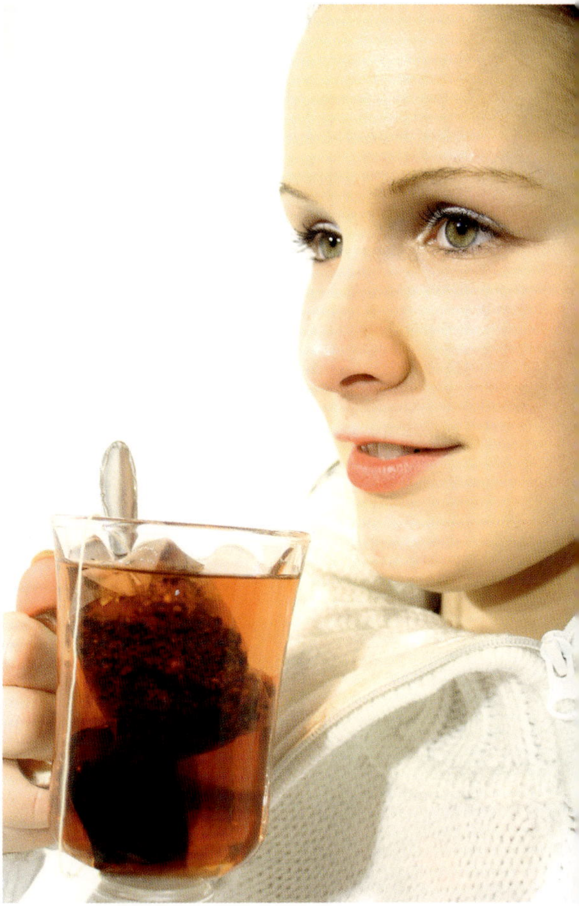

Was kann ich tun?

Neben der medikamentösen Therapie gilt es, ausreichend Flüssigkeit zu sich zu nehmen – etwa zwei Liter pro Tag. So wird die Blase gut durchgespült und Erreger werden mit dem Urin ausgeschwemmt. Als Getränke eignen sich Wasser, Obstschorle und einfacher Kräutertee aus Brennnessel, Hauhechel, Birkenblättern oder Bärentraubenblättern. Sie wirken harntreibend und antibakteriell. Kräutertee ist als fertige Mischung in der Apotheke erhältlich. Einen ähnlichen Effekt haben spezielle Nieren- oder Blasentees; auch sie erhöhen die Harnmenge. Grundsätzlich gilt: Auch pflanzliche Arzneien sind Medikamente, die nicht über einen längeren Zeitraum eingenommen werden sollten. Übrigens: Alkohol und Kaffee entziehen dem Körper Wasser und sollten zumindest in zu hohen Mengen vermieden werden.

Um die Beschwerden zu lindern, können Harnwegsinfekte unterstützend mit einfachen Hausmitteln behandelt werden.

Sitzbäder und heiße Lenden- oder Beinwickel werden als wohltuend empfunden. Die gute alte Wärmflasche sollte bei einer Entzündung nicht zum Einsatz kommen, da die Blase so zu einem regelrechten Brutschrank für Bakterien wird. Bei bakteriellen Infekten gilt der Grundsatz: „Nie heiß auf heiß!"

Blasenentzündungen vorbeugen

Erneuten Infekten der Harnwege kann man mit ein paar einfachen Maßnahmen vorbeugen. An erster Stelle steht das richtige Trinkverhalten. Schon zwei Liter Flüssigkeit täglich sorgen dafür, dass die Keime beim Wasserlassen herausgespült werden. Besonders empfehlenswert ist Preiselbeersaft. Die hierin enthaltenen sekundären Pflanzenstoffe senken das Risiko, dass sich schädliche Bakterien in den Harnwegen einnisten. Der Saft sollte allerdings regelmäßig, ca. 0,2 Liter täglich, getrunken werden – und er schmeckt nicht jedem.

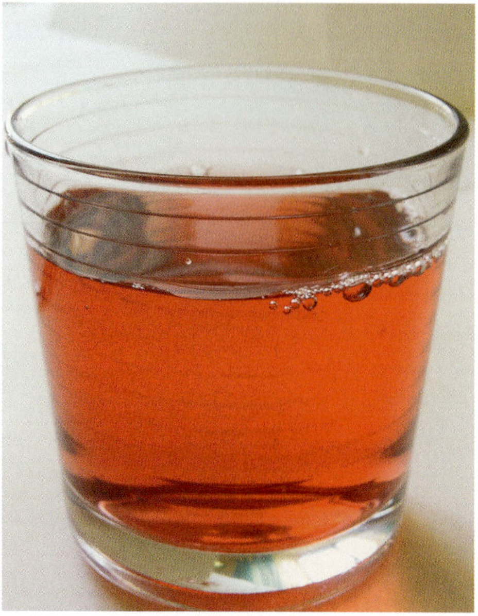

Wem das Trinken schwer fällt oder wer es einfach vergisst, dem können kleine Tricks helfen, trotzdem ausreichend Flüssigkeit aufzunehmen.

- Ein sogenannter Trinkplan hilft dabei, sich über die tatsächlich getrunkene Flüssigkeitsmenge bewusst zu werden. Hier werden Getränke, Mengen und Uhrzeiten genau aufgelistet.
- Unbedingt dafür sorgen, dass ausreichend Getränke verfügbar sind: Beispielsweise eine Flasche Wasser am Arbeitsplatz oder eine Thermoskanne mit Tee für unterwegs. Denn die bloße Anwesenheit der Flüssigkeitsration erinnert schon ans Trinken.

- Und einfach einmal neue Getränke ausprobieren. Die Auswahl an Fruchtsäften und Tees ist riesig und neue Sorten auszuprobieren macht doch auch Spaß.

Die gute Nachricht: Der Mensch ist ein Gewohnheitstier. Mit der Zeit kann regelmäßiges Trinken ganz normal werden. Körper und Psyche haben sich dran gewöhnt. Es kommt also darauf an, das Trinken erst einmal bewusst zu trainieren. Nach kurzer Zeit trinkt es sich dann fast von alleine.

Nach dem Geschlechtsverkehr sollten Frauen auf Toilette gehen. Beim Geschlechtsverkehr übertragene Bakterien werden so direkt wieder ausgeschwemmt. Beim Sex sollte auf chemische Verhütungsmittel verzichtet werden. Sie können die normale Bakterienflora in der Scheide stören und Harnwegsinfekten Vorschub leisten. Gleiches gilt für die Intimpflege. Hier lieber auf Sprays oder Spülungen verzichten und nur klares Wasser und milde, phneutrale Produkte verwenden. Damit keine Keime aus dem Darm in Richtung der Harnröhre gelangen, sollte der Intimbereich nach dem Toilettengang immer von vorne nach hinten abgetrocknet werden. Darüber hinaus sollte der Harndrang nicht unterdrückt und die Blase immer vollständig entleert werden. Dadurch können sich Bakterien nicht ganz so leicht ansiedeln.

Um Blasenentzündungen vorzubeugen, sollte die Blase ferner nicht auskühlen. Denn auch wenn Kälte selbst keine Entzündungen auslöst, kann sie die körpereigene Abwehr schwächen. Deshalb sollte nasse Kleidung sofort gewechselt werden.

service:**gesundheit** **info**

Blasenentzündungen vorbeugen

- 1 ½ bis 2 Liter pro Tag trinken, schädliche Keime können sich so schlechter vermehren.
- Nach dem Sex auf Toilette gehen, so werden Bakterien ausgespült.
- Ph-neutrale Waschlotionen zur Intimpflege verwenden.
- Intimbereich immer von vorne nach hinten säubern.
- Immunsystem mit vielen Vitaminen stärken (beispielsweise mit Preiselbeersaft).
- Warm anziehen, besonders im Nierenbereich.

Experteninterview zu Harnwegsinfekten

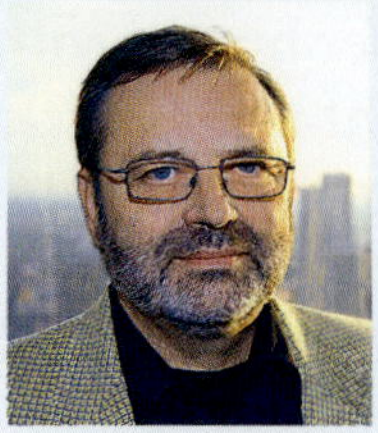

Experte: Dr. med. Hermann Josef Berberich, Facharzt für Urologie/Psychotherapie/ Umweltmedizin in Frankfurt a. M.

Treten Blasenentzündungen nach den Wechseljahren häufiger auf?
Richtig ist, dass in den Wechseljahren die Produktion der weiblichen Hormone zurückgeht. Die Schleimhäute der Scheide, Blase und Harnröhre können trockener und empfindlicher werden. Bakterielle Infektionen können dadurch vermehrt auftreten.

Kann ich mich im Schwimmbad schneller infizieren?
Blasenentzündungen können nach einem Besuch im Schwimmbad auftreten, das liegt allerdings nicht an möglichen Schwimmbadkeimen. Vielmehr ist der Körper dann durch nasse Badekleidung ausgekühlt und empfindlicher gegenüber Infekten. Oma, Mutter oder Tante lagen also nicht so falsch, wenn sie forderten: „Zieh dich warm an, Kind."

Hilft Vitamin C bei einer Blasenentzündung?
Ja. Vitamin C gelangt mit dem Urin in die Harnblase und lässt den pH-Wert des Urins absinken. In diesem sauren Milieu fühlen sich Bakterien nicht mehr wohl und sterben ab.

Kommt es trotz aller Vorsichtsmaßnahmen zu einer Harnwegsinfektion, sollte man nicht lange zögern, sondern sofort einen Arzt aufsuchen. Denn nur er kann die notwendigen Therapiemaßnahmen veranlassen.

2.2 Nächtlicher Harndrang – wieder entspannt durch die Nacht

Wer Nacht für Nacht mehrmals aufstehen muss, um auf die Toilette zu gehen, für den ist an erholsamen Schlaf kaum mehr zu denken. Schon morgens fühlt man sich unausgeschlafen. Im Verlauf des Tages lässt die Konzentration mehr und mehr nach. Und auch die Belastbarkeit nimmt ab. Gleichzeitig wird auch das Immunsystem geschwächt, ist weniger abwehrbereit.

So geht es vielen Menschen. Fast 60 Prozent aller 50- bis 59-Jährigen leiden mehrmals pro Nacht unter starkem Harndrang. Bei den über 80-Jährigen können sogar bis zu 90 Prozent nicht in Ruhe durchschlafen. Denn leider nimmt das Problem im Alter zu.

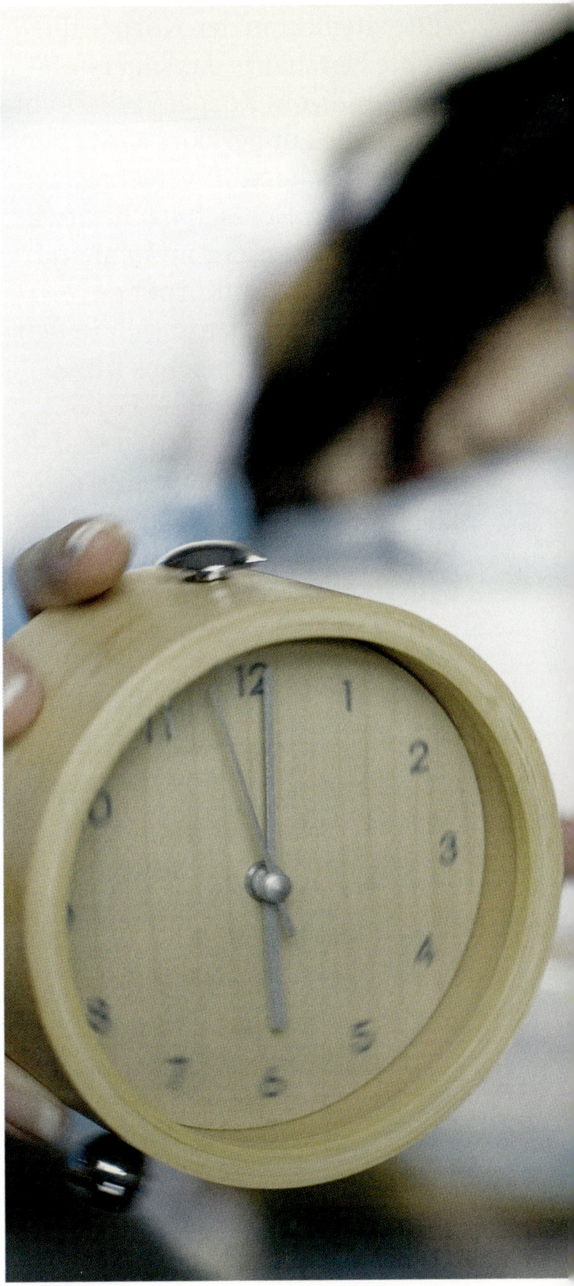

Gründe für nächtlichen Harndrang

Normalerweise pumpt das Herz das Blut in einem Kreislauf durch den Körper – Tag für Tag etwa 1500 bis 1700 Liter Blut! Die Hauptaufgabe des Herzens ist, alle Organe mit Blut zu versorgen. In einem ständigen rhythmischen Wechsel zieht es sich pumpend zusammen, entleert sich dabei und füllt sich anschließend wieder mit Blut. Dabei unterscheidet man zwei Kreisläufe. Die linke Herzhälfte pumpt das mit Sauerstoff versetzte Blut in den Körper, die rechte Herzhälfte das sauerstoffarme und vom Körper verbrauchte Blut in die Lunge. Dort wird es erneut mit Sauerstoff versetzt.

Bei einer Herzschwäche etwa wird das Blut nicht mehr ausreichend durch den Körper gepumpt, sondern staut sich in den Beinen an. Ein typisches Anzeichen für eine mögliche Herzschwäche: Abends fühlen sich die Beine schwerer an und sind dicker als morgens. Bis zu zwei Liter Flüssigkeit können sich in den Beinen ansammeln. Die Folge: Es bilden sich Schwellungen, sogenannte Ödeme.

Erst im Liegen kann die gestaute Flüssigkeit dann wieder ausgeschwemmt werden und zurück in die Blutbahn gelangen. Um die Flüssigkeit loszuwerden, arbeiten die Nieren unter Hochdruck. Das führt dann zu der erhöhten nächtlichen Urinausscheidung.

service:**gesundheit** **info**

Mögliche Gründe für nächtlichen Harndrang

- Herzschwäche
- Venenschwäche in den Beinen
- Hoher Blutzuckerspiegel
- Gutartige Vergrößerung der Prostata
- Übergewicht oder Schwangerschaft
- Medikamente wie Blutdrucksenker

Was kann ich tun?

Um dem vorzubeugen, ist es sinnvoll, die Beine tagsüber ab und zu hochzulegen. Weißdornextrakt kann den Harndrang lindern. Grundsätzlich gilt: Bei Verdacht auf eine Herzschwäche ist der Besuch beim Arzt unumgänglich.

Liegt eine Venenschwäche vor, staut sich, wie oben beschrieben, Flüssigkeit in den Beinen, die dann im Liegen abfließt. Hier können Kompressionsstrümpfe helfen. Sie unterstützen die Venenklappen bei ihrer Arbeit und das Blut wird wieder besser aus den Beinen zum Herz gepumpt.

Ist der Blutzuckerspiegel zu hoch, kann es auch zu einer erhöhten Urinausscheidung kommen. Ein möglicher Hinweis auf Diabetes ist zudem starker Durst. In diesen Fällen ist eine gründliche Untersuchung wichtig. Denn nur dann kann der Blutzucker optimal eingestellt werden.

Auch gutartige Vergrößerungen der Prostata können den Harnfluss beeinträchtigen. Zum einen kann die Blase dann häufig nicht mehr vollständig entleert werden, zum anderen tritt Harndrang auf, obwohl die Blase noch nicht gefüllt ist. Ob mögliche Veränderungen vorliegen, sollte unbedingt vom Urologen abgeklärt werden.

Daneben hat das Gewicht Einfluss auf den Harndrang. So kann es nicht nur durch Übergewicht, sondern auch im Verlauf einer Schwangerschaft zu nächtlichem Harndrang kommen.

Bestimmte Medikamente, beispielsweise Blutdrucksenker, können zu nächtlichem Harndrang führen. Es ist deshalb sinnvoll, den behandelnden Arzt darauf aufmerksam zu machen. Denn vielleicht gibt es alternative Medikamente ohne harntreibende Nebenwirkung.

Nächtlicher Harndrang, was hilft?

Die Diagnose Nykturie, also nächtliches Wasserlassen, kann der Arzt durch eine einfache Befragung des Betroffenen stellen. Hilfreich ist hier auch ein Miktionstagebuch (lat. Miktion = Urinausscheidung), die Aufzeichnung darüber, was man getrunken hat und wie oft man Wasser lassen musste. Um aber die geeignete Therapie zu finden, müssen weitere Untersuchungen durchgeführt werden:

- Die Urinwerte werden bestimmt, um Infekte auszuschließen.
- Der Ultraschall des Bauchs und der Harnwege hilft, mögliche Veränderungen in den Organen zu erkennen.
- Harnfluss- und Blasendruckmessung (Urodynamische Untersuchung) geben Aufschluss über die Funktion der Blase. Ist sie in der Lage, Urin zu speichern und sich komplett zu entleeren?
- Zusätzlich wird immer eine Blasenspiegelung (Zystoskopie) durchgeführt.
- Eine Blasendruckmessung wird immer mit einer Zystoskopie verbunden. In der Praxis wird man immer erst eine Zystoskopie machen, um zum Beispiel eine chronische Entzündung des Blasenausgangs

(Trigonum) auszuschließen. Auch hormonell bedingte Veränderungen sind so leicht erkennbar.

Je nachdem, welche Ergebnisse die Untersuchungen zeigen, gibt es verschiedene Therapiemöglichkeiten:

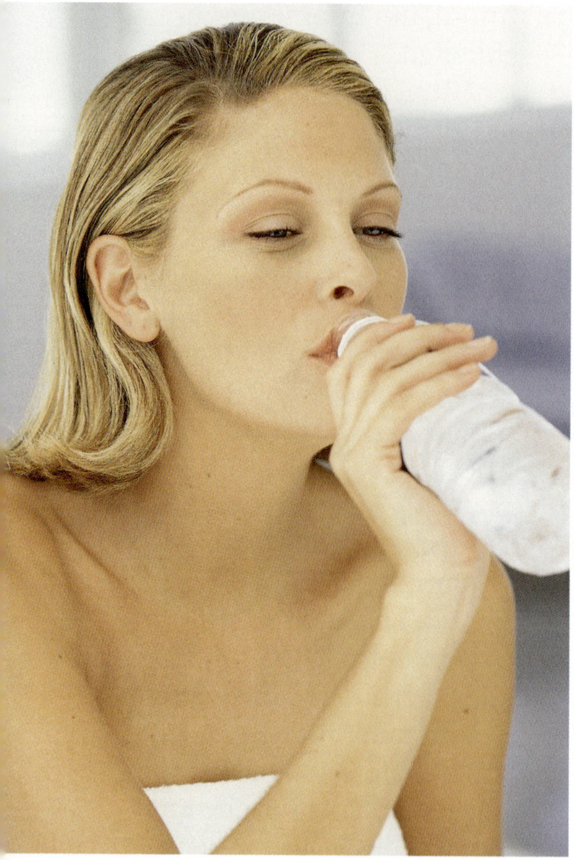

- Bei einer überaktiven Blase kann ein Blasentraining helfen. Ziel ist, die Zeit zwischen den Toilettenbesuchen zu verlängern. Dazu wird der Harndrang für kurze Zeit unterdrückt. Langsam kann die Blase wieder größere Mengen Urin aufnehmen, ohne dass Harndrang entsteht.
- In einigen Fällen wird die Blase durch einen körpereigenen Botenstoff so stark gereizt, dass sie sich entleert. Medikamente können dies wirksam unterdrücken.
- Generell ist es sinnvoll, Getränke wie Kaffee, Bier oder Tee vor dem Schlafengehen zu meiden. Sie regen den Harnfluss an. Auf keinen Fall sollte die Flüssigkeitsmenge auf weniger als 1 1/2 bis 2 Liter pro Tag reduziert werden.

Durch die genaue Abklärung der oben genannten Ursachen führt eine gezielte Therapie oft zum Erfolg und erholsamer Schlaf ist wieder möglich.

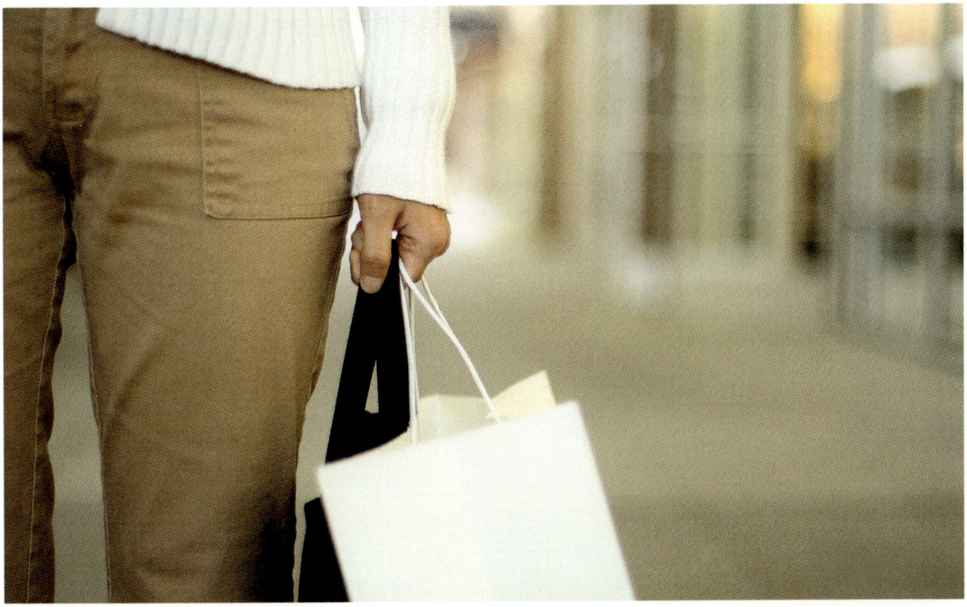

2.3 Die Reizblase – was hilft wirklich?

Brennende Schmerzen beim Wasserlassen, ständiger Harndrang und das Gefühl, nicht mehr selbstbestimmt auf Toilette gehen zu können – dieses Gefühl kennen viele. An spontane Unternehmungen oder entspanntes Zusammensitzen ist da kaum noch zu denken. Schon Alltagstätigkeiten wie etwa Einkaufen werden plötzlich zu einer Herausforderung. Vor allem Frauen leiden unter den Symptomen einer chronischen Reizblase, dem Gefühl ständig auf Toilette gehen zu müssen. Auch wenn die Blase entleert wurde, bleibt der Druck bestehen. Bei einer Reizblase wird dem Gehirn eine gefüllte Blase vorgetäuscht oder die Muskulatur der Blase zieht sich plötzlich zusammen. Dadurch entsteht das Gefühl von Harndrang, egal ob die Blase gefüllt ist oder nicht.

Kühle Getränke, Kälte oder Nässe, Aufregung oder Geschlechtsverkehr können die Symptome einer Reizblase auslösen und verstärken.

Die Reizblase ist eine Form der Blasenschwäche, die nach häufigen Blasen-, Nierenbecken- oder Nierenentzündungen auftreten kann. Aber auch Operationen, hormonelle Störungen, Angst oder Stress können eine Reizblase auslösen. Bei Männern kann eine vergrößerte Prostata ursächlich für die Beschwerden sein. Vor der Behandlung einer Reizblase ist eine genaue Untersuchung wichtig.

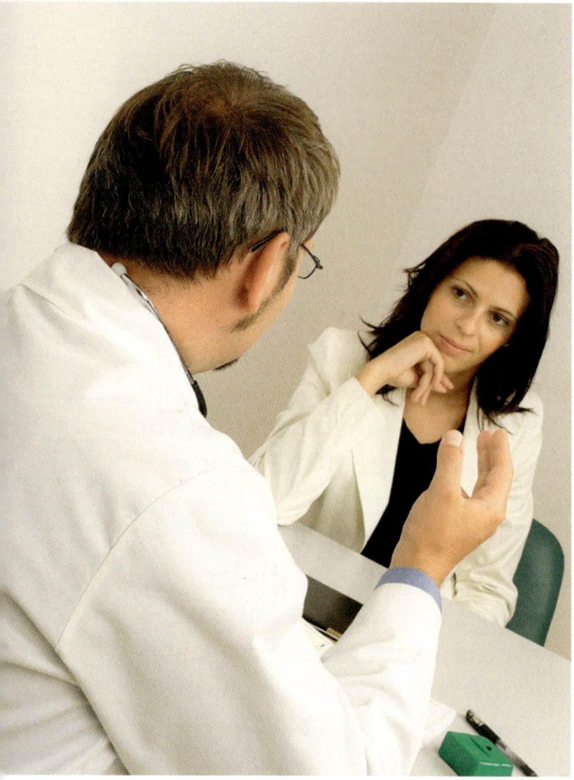

Was passiert beim Arzt?

Miktionstagebuch

Aus den Zeitabständen und der Häufigkeit der Toilettengänge kann der Arzt Rückschlüsse auf eine Fehlfunktion ziehen und mögliche Auslöser des Harndrangs erkennen. Dazu ist es hilfreich zu protokollieren, wie viel und was getrunken wurde. Für ein exaktes Bild werden die Toilettengänge in einem Miktionstagebuch (lat. Miktion = Urinausscheidung) festgehalten.

Um die Beschwerden wirksam zu bekämpfen, ist eine umfassende ärztliche Untersuchung wichtig. Dazu sollten eventuelle organische Ursachen ausgeschlossen werden.

Urinuntersuchung

Zunächst wird der Urologe den Urin im Labor auf Bakterien und Entzündungszeichen untersuchen. So können mögliche Entzündungen als Verursacher schnell erkannt werden.

Ultraschall

Der Ultraschall der Harnwege gibt Aufschluss darüber, ob der Urin ungehindert aus den Nieren abfließen kann. Zudem erkennt der Arzt im Ultraschallbild, ob nach dem Wasserlassen noch Urin in der Harnblase ist. Dies könnte der Fall sein, wenn sich der Muskel der Blasenwand nicht genügend zusammenzieht. Aber auch bei einer vergrößerten Prostata kann es zu Blasenentleerungsstörungen kommen.

Blasendurchmessung

Mittels einer sogenannten urodynamischen Untersuchung (Blasendurchmessung) überprüft der Arzt die Funktion der Harnblase sowie ihre Entleerung über die Harnröhre.

Therapien gegen Reizblase: Was hilft gegen die lästigen Beschwerden?

Ist die Ursache klar, kann die Reizblase gezielt behandelt werden. In vielen Fällen kommen Medikamente erfolgreich zum Einsatz.

Medikamente

Bestimmte Medikamente, sogenannte Anticholinergika, können die Muskulatur der Blase entspannen, indem sie die Wirkung eines bestimmten körpereigenen Botenstoffes unterdrücken. Leider gilt auch für diese Präparate: Keine Wirkung ohne Nebenwirkung. Mögliche Folgen können sein: Verstopfung, Konzentrationsstörungen, Schwindel oder ein trockener Mund.

Botulinumtoxin – in der Schönheitschirurgie als Botox bekannt – lähmt die Muskeln und verhindert, dass diese sich zusammenziehen. Auch bei Blasenschwäche kommt Botulinumtoxin jetzt zum Einsatz. Das Mittel wird in die Blase oder in die Blasenwand gespritzt. Durch die lähmende Wirkung auf den Muskel soll sich der Harndrang vermindern. Allerdings ist Botox sicherlich keine Therapie der ersten Wahl und sollte nach strenger Indikation eingesetzt werden. An erster Stelle der Therapie stehen immer das Blasentraining und Anticholinergika.

Entspannung

Zusätzlich kann körperliche und seelische Entspannung helfen. Autogenes Training oder die progressive Muskelentspannung nach Jacobson helfen loszulassen und bewusst zu entspannen. Bei der progressiven Muskelentspannung werden nacheinander alle Muskeln angespannt, auch die Muskulatur der Blase. Auf diese Weise können Blase beziehungsweise Harndrang besser kontrolliert werden. Adressen von angeleiteten Entspannungskursen kann die Krankenkasse vermitteln.

Kontinenztraining

Hilfreich ist auch ein Kontinenztraining. Hier wird bewusst versucht, den ersten Harndrang zu unterdrücken. 20 Minuten sind dazu vollkommen ausreichend. Diese Zeit sollte im Miktionstagebuch festgehalten werden. So bekommt man schnell einen Über-

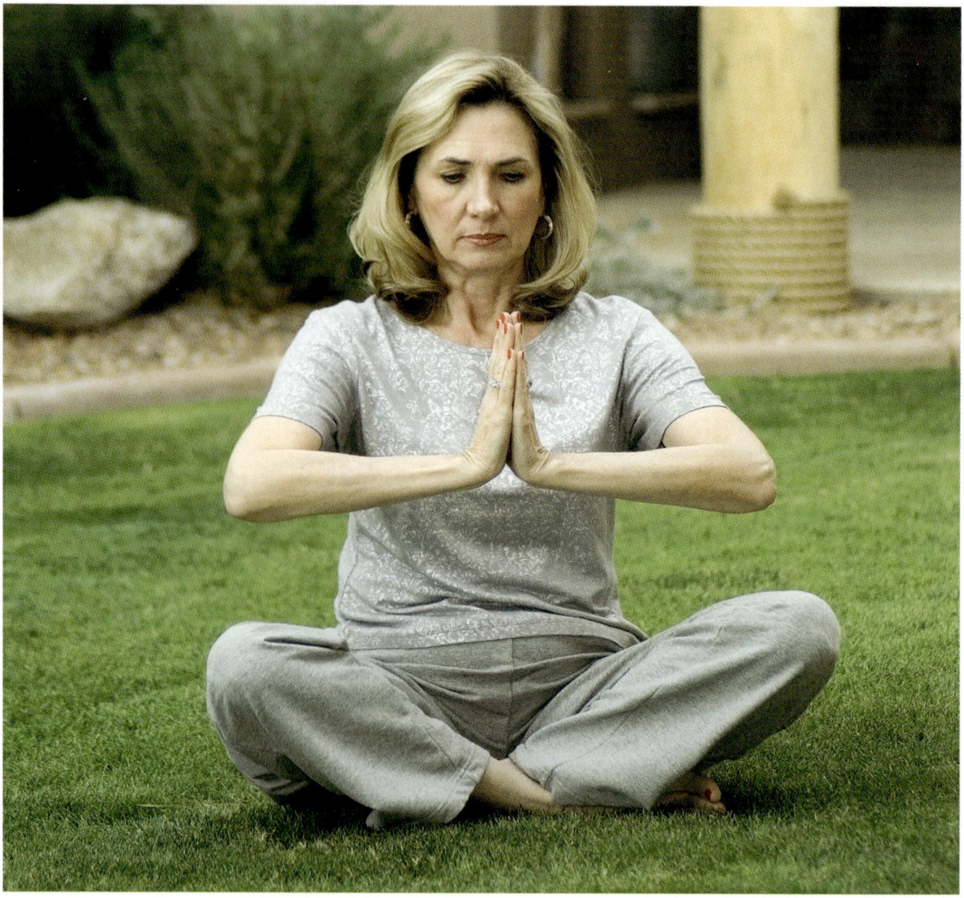

blick, wann sich die ersten Erfolge einstellen. Danach werden die Abstände zwischen den Toilettengängen schrittweise vergrößert, bis die Blase nicht mehr ständig kontrolliert werden muss.

Pflanzliche Mittel

Pflanzliche Mittel wie beispielsweise Baldrian, Hopfen oder Johanniskraut wirken beruhigend.

service:gesundheit Tipp

Ansteigende Sitzbäder

Ansteigende Sitzbäder können die Beschwerden lindern. Dazu warmes Wasser in die Badewanne füllen, bis es die Nieren bedeckt. Warme Tücher helfen, dass der Oberkörper nicht auskühlt. Unterschenkel und Füße sollten trocken bleiben. Am einfachsten ist es, sie auf den Wannenrand zu legen. Das Sitzbad wird langsam erwärmt. Dazu mit einer Wassertemperatur von 36 Grad beginnen. Nach etwa zehn Minuten warmes Wasser hinzufügen, so dass sich die Temperatur auf etwa 39 Grad erhöht. Durch die ansteigende Wärme des Wassers beginnt man zu schwitzen und Verkrampfungen können sich lösen. Damit Herz- und Kreislauf nicht zu stark belastet werden, sollte das Bad nicht länger als eine halbe Stunde dauern. Nach dem Bad unbedingt eine Stunde, am besten im warmen Bett, ausruhen.

Sie können die Muskulatur der Blase entspannen und kräftigen. Hier kommen vor allem Präparate wie Birke und Hauhechel sowie Kürbiskerne zum Einsatz.

Psychotherapie

In einigen Fällen kann eine Psychotherapie sinnvoll sein. Denn auch Konflikte, Ängste und Stress oder verdrängte Geschehnisse können eine Reizblase auslösen. Auch hier ist das Miktionstagebuch eine wichtige Grundlage, mit dessen Hilfe der Psychotherapeut mögliche Stressauslöser erkennen kann. Durch eine anschließende Verhaltenstherapie können die Beschwerden gelindert werden. Durch gezieltes Trai-

service:gesundheit Info

Was tun bei Reizblase?

Als erstes müssen unbedingt die Ursachen abgeklärt werden. Der richtige Ansprechpartner ist hier der Urologe. Je nachdem, wodurch die Reizblase ausgelöst worden ist, kommen unterschiedliche Therapien zum Einsatz. Eine Harnabflussstörung muss operativ behandelt werden. Medikamente, Physiotherapie und Krankengymnastik, eventuell auch Sitzbäder, Psychotherapie oder Akupunktur können helfen.

ning kann die Blase trainiert werden – der Abstand zwischen den Toilettengängen vergrößert sich.

Akupunkturbehandlung

Auch eine Akupunkturbehandlung kann die Beschwerden lindern. Bei dieser Methode werden mithilfe von kleinen Nadeln Milz und Niere stimuliert. Diese Stimulation bewirkt häufig schon nach kurzer Zeit ein deutliches Nachlassen des Harndrangs. Auskunft zu Praxen, die Akupunktur durchführen, kann der Urologe oder Hausarzt geben.

2.4 Gutartige Vergrößerung der Prostata

Die Prostata (Vorsteherdrüse) umschließt die Harnröhre direkt unterhalb der Blase. Sie ist etwa vier Zentimeter groß, ihre Form erinnert an eine Kastanie.

Hauptaufgabe der Prostata ist es, Samenflüssigkeit zu produzieren. Zusammen mit den Samenzellen bilden diese das Ejakulat. Nur so sind die Spermien beim Samenerguss beweglich genug.

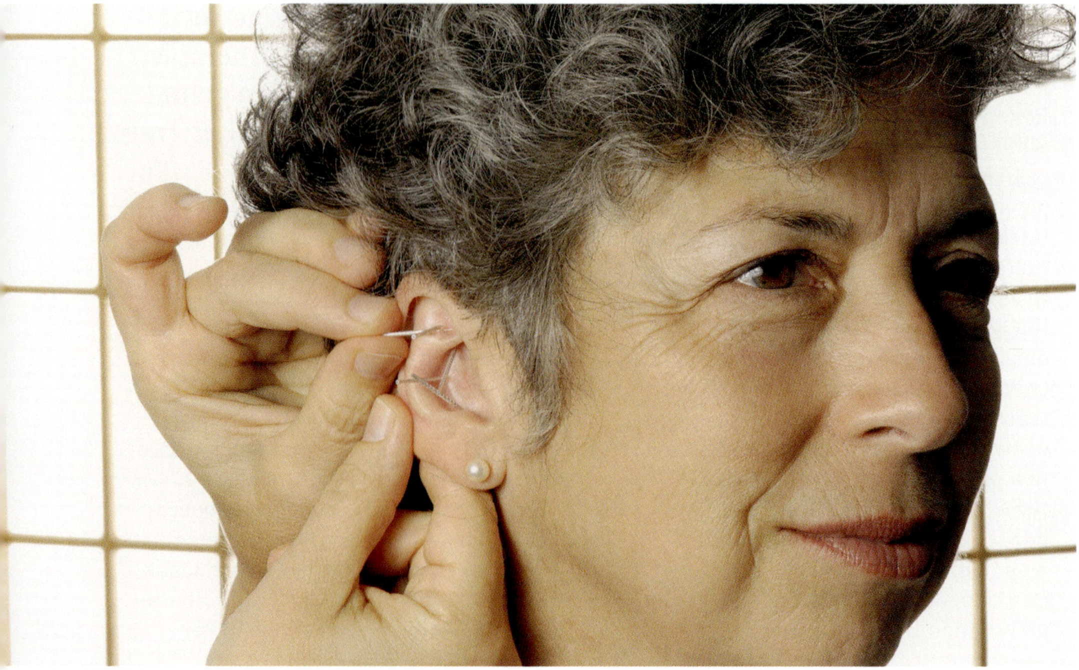

Was passiert im Körper?

Bis zu einem Alter von 20 Jahren wächst die Prostata kontinuierlich. Dann hat sie ihre normale Größe von 18 bis 20 ml erreicht. Bei rund der Hälfte aller Männer über 50 beginnt das Drüsengewebe der Prostata mit zunehmendem Alter zu wachsen. Umgangssprachlich spricht man von einer gutartigen Vergrößerung der Prostata (benigne Prostatahyperplasie). Je älter ein Mann wird, desto höher das Risiko der Erkrankung. So sollen Schätzungen zufolge rund 70 bis 80 Prozent aller Männer über 70 Jahre an einem so genannten Prostata-Adenom, also einem gutartigen Tumor, leiden. Und etwa die Hälfte aller Männer mit einer vergrößerten Prostata hat Probleme beim Wasserlassen, weil durch das Gewebewachstum der Harnfluss beeinträchtigt wird. Der Druck auf die Harnröhre oder Blase nimmt zu.

Die Erkrankung entwickelt sich langsam und verläuft in drei Stadien. Erste Anzeichen für eine vergrößerte Prostata können vermehrter Harndrang und häufiges Wasserlassen sein. Vor allem nachts müssen die Betroffenen dann häufig auf die Toilette. Trotz des starken Drangs aber ist der Urinstrahl nur schwach oder kommt erst nach einiger Zeit. Durch langes Sitzen oder Alkohol können sich die Symptome verschlechtern, Wärme und Bewegung können sie lindern.

Wenn die Blase immer gegen ein Abflusshindernis arbeiten muss, entwickeln sich sogenannte Trabekel (Balkenblase). Das sind Verdickungen der Muskulatur. Dadurch verliert die Blase ihre Elastizität. Im Laufe der Zeit erschlafft die Blasenwand immer mehr, sodass der Urin irgendwann nicht mehr komplett entleert werden kann. In diesem Stadium kann es zu Entzündungen in den Harnwegen oder des Nierenbeckens kommen. Denn je mehr Restharn sich bildet, desto höher ist auch die Wahrscheinlichkeit, dass sich Keime in der Blase sammeln und vermehren.

Schreitet die Erkrankung weiter fort, kann sich der Urin nicht nur in der Blase, sondern auch im Harnleiter und sogar im Nierenbecken stauen. In diesem Stadium drohen langfristig lebensgefährliche Nierenschäden. Um das gefährliche Fortschreiten der Erkrankung zu verhindern, ist es wichtig, schon bei den ersten Anzeichen einen Arzt aufzusuchen und die Ursache abklären zu lassen. Zudem können ähnliche Beschwerden auch durch ein Prostatakarzinom ausgelöst werden. Um Komplikationen vorzubeugen und ernsthafte Erkrankungen der Prostata frühzeitig zu erkennen, sollten Männer ab dem 45. Lebensjahr einmal jährlich eine Früherkennungsuntersuchung beim Urologen durchführen lassen.

Was passiert beim Arzt?

Tastuntersuchung

Durch eine einfache Tastuntersuchung kann der Arzt Größe und Form sowie Veränderungen der Prostata erkennen. Dazu tastet er die Prostata vom Enddarm her ab. Die Untersuchung ist zwar etwas unangenehm, aber völlig schmerzlos.

Ultraschalluntersuchung

Zusätzlich kann eine Ultraschalluntersuchung durchgeführt werden. Sie gibt Aufschluss über die Größe der Prostata, der Nieren und über eventuell vorhandene Restharnmengen.

Uroflowmetrie

Auch wie schnell der Urin noch durch die Harnröhre fließen kann, gibt Aufschluss über das Ausmaß der Erkrankung. Bei der Uroflowmetrie entleert der Patient den Urin in ein spezielles Messgerät. Es misst, wie schnell der Urin fließt und wie groß die gesamte Harnmenge ist. Die Ergebnisse werden in einer sogenannten Harnflusskurve aufgezeichnet, die der Arzt dann auswertet.

IPSS

Ein wichtiges Instrument zur Erfassung der Prostatabeschwerden ist der International Prostate Symptom Score (IPSS), ein Fragebogen, der sowohl krampfbedingte Verengungen als auch Irritationen und Reizungen der Blase erfasst. Mit ihm kann auch der Erfolg einer Behandlung überprüft werden.

Blut- und Harnuntersuchung
Um Entzündungen auszuschließen und die Funktion der Nieren zu kontrollieren, wird der Arzt das Blut und den Harn im Labor untersuchen.

PSA-Test
Bösartige Erkrankungen, wie Prostatakrebs, kann der Arzt mit Hilfe eines sogenannten PSA-Tests erkennen. Hierbei wird ein Blutwert, das prostataspezifische Antigen, bestimmt. Ist der PSA-Wert

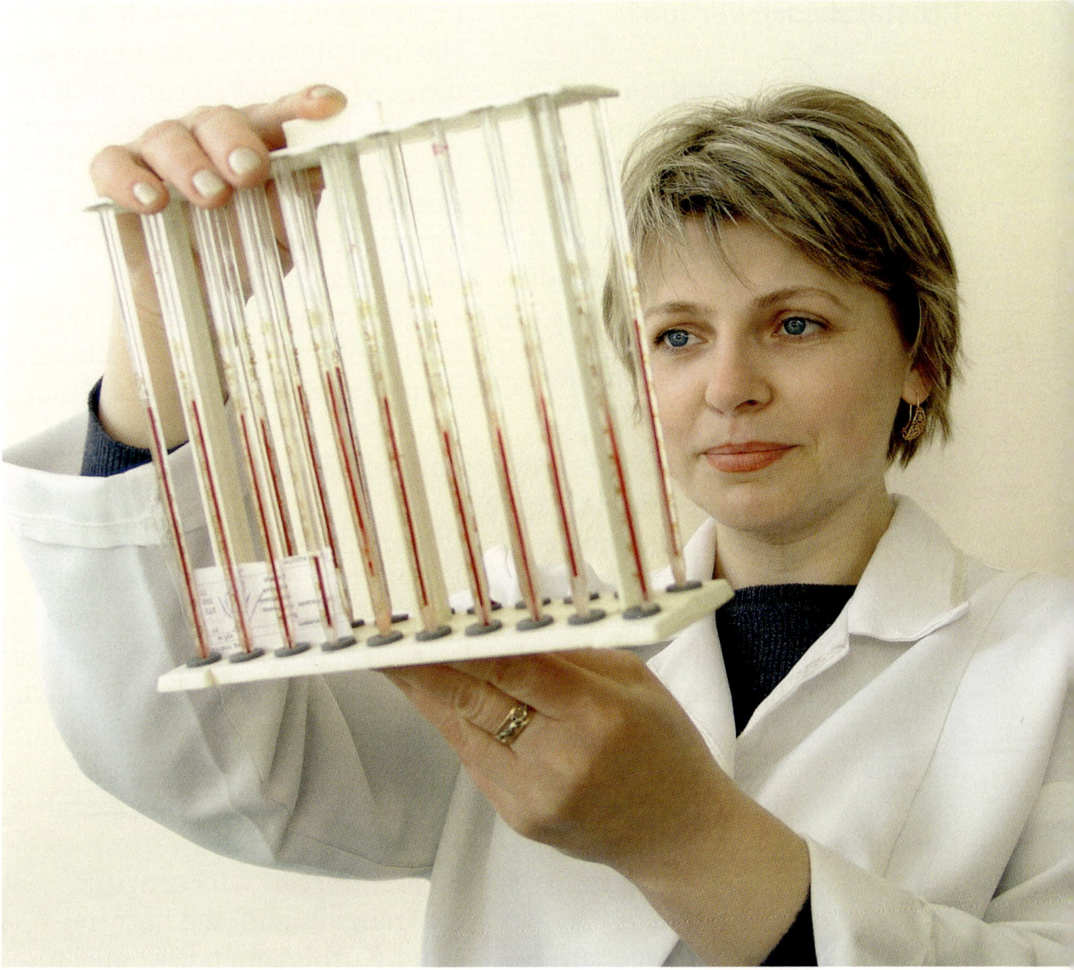

erhöht, das heißt, liegt er über 4,0 ng/ml (Nanogramm pro Milliliter), wird der Arzt zu einer Prostatabiopsie, einer Gewebeprobe der Prostata, raten.

Was hilft bei Prostatabeschwerden?

Die Behandlung der Krankheit ist abhängig von der Schwere der Symptome und des Stadiums. Bei mittelstarken Beschwerden, in der Regel bis zum Beginn des zweiten Stadiums, können Medikamente die Beschwerden lindern.

Alpha1-Blocker

Sogenannte Alpha1-Blocker sind Medikamente, die bestimmte Rezeptoren am Blasenhals und der Harnröhre beeinflussen. Dadurch werden die Muskeln der Prostata entspannt und die Blase kann wieder leichter geleert werden.

5-alpha-Reduktasehemmer

Ein anderes Medikament beeinflusst den Hormonhaushalt und führt zur Gewebeverringerung in der Prostata. Dazu wird ein bestimmtes Enzym, die sogenannte 5-alpha-Reduktase, blockiert. Es ist für den Umbau des männlichen Geschlechtshormons Testosteron in Dihydrotestosteron (DHT) verantwortlich. DHT fördert das Gewebewachstum in der Prostata. Wird DHT gestoppt, hält das Wachstum an und das Prostatagewebe verkleinert sich. Der Nachteil dieses Medikaments: Bis die gewünschte Wirkung eintritt, können bis zu sechs Monate und länger vergehen. Außerdem: Damit die ursprünglichen Beschwerden nicht wieder auftreten, muss das Medikament oft lebenslang eingenommen werden. Ein weiteres Problem: Der im Medikament enthaltene Wirkstoff Finasterid kann impotent und zeugungsunfähig machen.

Pflanzliche Arzneimittel

Unterstützend können pflanzliche Arzneimittel aus Brennnesselwurzel, Kürbissamen und Sägepalme wirken. So zeigen Studien, dass zum einen weniger Restharn in der Blase zurückbleibt und zum anderen der Urin besser abfließen kann.

Brennnessel wirkt entzündungshemmend und harntreibend. Kürbissamen lässt die Prostata abschwellen, wirkt entzündungshemmend und entwässernd. Die Sägepalme wächst in Nordamerika. Ihr Extrakt wirkt, ähnlich wie Kürbissamen, abschwellend, entzündungshemmend und entwässernd. Darüber hinaus hemmt sie das Gewebewachstum in der Prostata. Sie blockiert die 5-alpha-Reduktase, dadurch wird weniger Dihydrotestosteron produziert und das Prostatagewebe kann nicht mehr wachsen.

Entfernung des Prostatagewebes
Sind durch Wucherungen die Harnblasenentleerung und gar die Nierenfunktion stark beeinträchtigt, muss das Prostata-Adenom operativ entfernt werden. Dazu gibt es verschiedene Methoden. Bei der sogenannten Transurethralen Resektion (TURP) wird ein Endoskop durch die Harnröhre eingeführt. Auf diese Weise kann der Arzt Harnröhre und Prostata sehen. Dann wird durch das Endoskop eine elektrische Schlinge zum kranken Gewebe

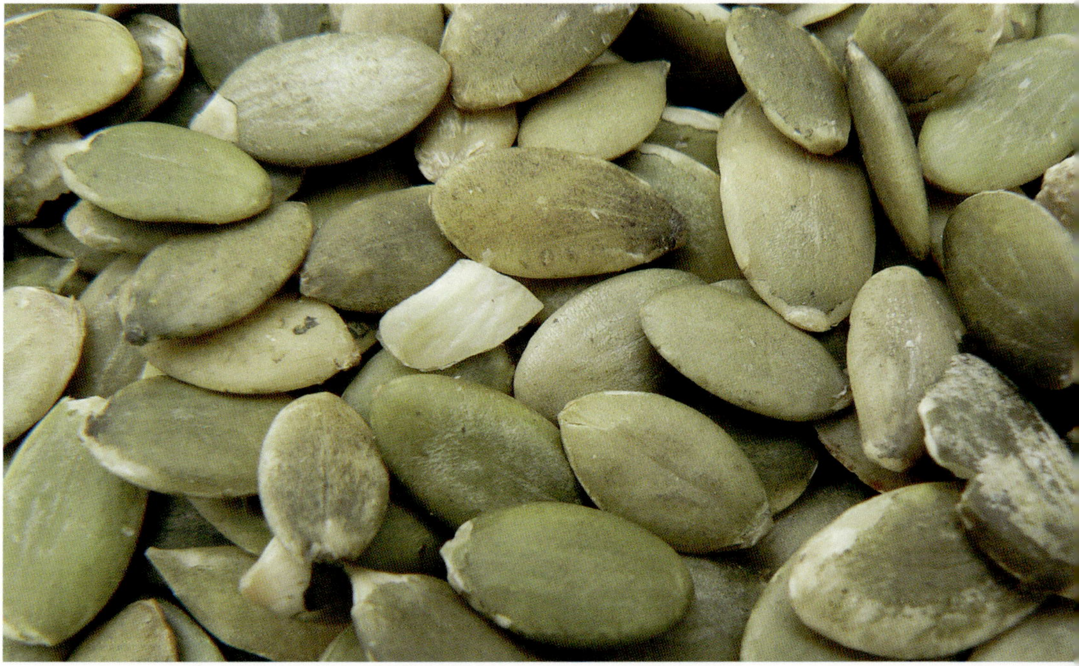

geführt. Mit Hilfe der elektrischen Schlinge wird dann das Gewebe entfernt. Der Eingriff wird unter Vollnarkose vorgenommen, der Patient spürt also nichts.

Mögliche, aber seltene Risiken der Operation sind Nachblutungen und Harnwegsinfektionen. Als Spätfolge kann es in weniger als ein Prozent der Fälle zu Harninkontinenz kommen. Häufiger tritt eine sogenannte retrograde (rückwärtige) Ejakulation auf. Dabei wird die Samenflüssigkeit in die Blase entleert. Libido, Erektion und Orgasmusfähigkeit können dadurch beeinträchtigt werden.

Eine andere Möglichkeit ist die Entfernung des Prostatagewebes mit Hilfe eines Lasers. Auch hier wird, ähnlich der TURP- Methode, ein Endoskop durch den Penis eingeführt. Der Unterschied: Hier wird das Gewebe nicht weggeschnitten, sondern verdampft. Der Vorteil der Behandlung: Es kommt kaum zu Nachblutungen. Allerdings sind häufiger Zweitoperationen notwendig.

Ein anderes Operationsverfahren, die Transurethrale Nadelablation der Prostata (TUNA), arbeitet mit Wärme. Ein Vorteil: Der Eingriff kann ambulant durchgeführt werden. Auch Blutungen treten nicht auf. Das Prostata-Gewebe wird gezielt erwärmt. Dazu werden zwei dünne Nadeln in die Prostata eingeführt, dann wird das Gewebe an verschiedenen Stellen verödet. Die Harnröhre wird wieder frei und der Urin kann wieder abfließen. Anders als bei der TURP-Methode, tritt der Behandlungserfolg nicht sofort ein. Denn das zerstörte Gewebe wird nicht

service:gesundheit info

Die Operationsverfahren im Überblick

- TURP (transurethrale Resektion der Prostata): Die Prostata wird endoskopisch verkleinert. Das vergrößerte Gewebe wird unter Sicht entfernt.
- Lasertherapie: Endoskopische Abtragung der Prostata durch Wärme (Laserenergie). Das Gewebe wird verdampft. Eine wichtige Neuerung ist der Greenlaser.
- TUNA (transurethrale Nadelablation der Prostata): Das Prostatagewebe wird durch Hitze verödet.
- TUMT (transurethrale Mikrowellenthermotherapie): Bei der Mikrowellenthermotherapie schrumpft das Gewebe der Prostata durch Hitze (Mikrowellenenergie).

während des Eingriffs entfernt, sondern erst innerhalb einiger Wochen vom Körper abgestoßen.

Bei der Transurethralen Mikrowellenthermotherapie (TUMT) wird eine „Miniatur Mikrowelle" in die Prostata eingeführt. Durch die Hitze schrumpft das Gewebe der Prostata. Der Vorteil: Die Methode kann ambulant durchge-

service:**gesundheit**

Was tun bei Prostatabeschwerden?

Blasenentleerungsstörungen, die auf eine gutartige Vergrößerung der Prostata zurückzuführen sind, entwickeln sich im Allgemeinen allmählich. Typische Beschwerden sind ein verzögerter Harnstart, ein abgeschwächter Harnstrahl, das Nachtröpfeln und häufige Toilettengänge, insbesondere in der Nacht (Nykturie).
Eine gute Gelegenheit, solche Beschwerden anzusprechen, ist die jährliche Krebsvorsorge (ab dem 45. Lebensjahr) beim Urologen. Mit relativ einfachen Mitteln (Abtastung der Prostata, Prostatafragebogen, Urinstrahlmessung, sonographische Resturinbestimmung) kann dieser herausfinden, ob eine weiterführende Diagnostik und gegebenenfalls eine Behandlung erforderlich ist. Keine Angst! Nur ein kleiner Anteil der Patienten mit prostatabedingten Blasenentleerungsstörungen muss sich einem operativen Eingriff unterziehen. Sollte eine Operation jedoch erforderlich sein, darf sie nicht allzu lange hinausgezögert werden. Denken Sie daran, die Behandlung ist relativ einfach, der Zugewinn an Lebensqualität aber groß! Wenn man nachts wieder durchschlafen kann und tagsüber seine Besorgungen nicht mehr danach planen muss, wo eine Toilette in der Nähe ist, wenn Sie wieder ins Theater gehen oder an Ausflügen teilnehmen können, wird sich dies positiv auf das gesundheitliche Wohlbefinden insgesamt auswirken.
Aber auch Patienten selbst können einer Prostataerkrankung vorbeugen. Meiden Sie gesättigte tierische Fettsäuren. Insbesondere Sojaprodukte wirken sich erfahrungsgemäß positiv auf die Prostata aus. Die Verwendung von Sojaprodukten in der heimischen Küche ist gar nicht so schwierig. So können Sie Butter ohne weiteres durch Soja-Margarine ersetzen. Insbesondere die asiatische und die mediterrane Küche sind „prostatagerecht".
Wichtig: Die bösartige Erkrankung der Prostata, der Prostatakrebs, kündigt sich in der Regel nicht durch die oben genannten Beschwerden an. Er entsteht in der sogenannten äußeren Zone der Prostatadrüse und es kommt dadurch zu keiner Harnröhreneinengung. Deshalb ist die regelmäßige Früherkennungsuntersuchung beim Urologen so wichtig, damit das Karzinom zu einem Zeitpunkt gefunden wird, wenn es noch auf die Prostata begrenzt und heilbar ist.

führt werden. Der Nachteil: Es wird nur relativ wenig Gewebe entfernt.

2.5 Harnsteine – harmlos oder gefährlich?

Schwierigkeiten beim Wasserlassen und Blut im Urin, krampfartige Schmerzen oder Schmerzen

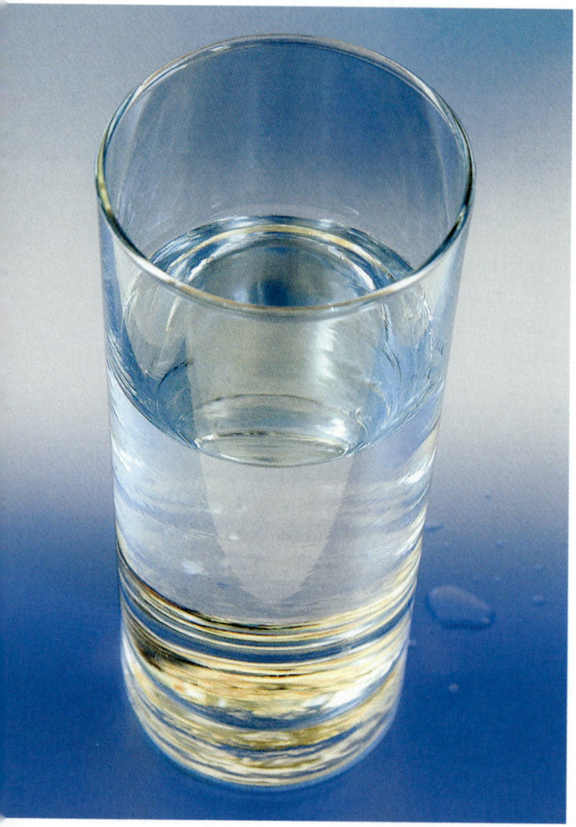

im Kreuz – jeder Zehnte hierzulande leidet irgendwann unter diesen Symptomen. Besonders häufig betroffen sind ältere Männer.

Der Grund können kristalline Ablagerungen im Urin sein, so genannte Harnsteine. Im Urin sind Salze enthalten. Ab einem bestimmten Säuregrad können die Salze sich ablösen und an den Harnwegen ablagern. Diese winzigen Kristalle, Nierensand oder Nierengrieß genannt, verbinden sich miteinander und werden unbemerkt immer größer. Die Steine können sich in der Blase oder den Nieren bilden.

Warum bilden sich Steine?

Normalerweise verhindern bestimmte Stoffe im Urin, dass sich kristalline Ablagerungen bilden können. Einige Menschen haben aber zu wenige solcher Hemmstoffe, beispielsweise Magnesium, im Urin. Schuld daran können Stoffwechselerkrankungen wie Gicht oder Diabetes, aber auch eine genetische Veranlagung sein. Darüber hinaus können weitere Faktoren die Entstehung der Steine begünstigen. Gefährdet ist, wer zu wenig Flüssigkeit zu sich nimmt oder viel Flüssigkeit durch starkes Schwitzen verliert. Durch die geringere Flüssigkeitsmenge ist der Urin konzentrierter und die Salze können sich schneller ablagern. Aber auch durch häufige Entzündungen der Harnwege können Harnsteine entstehen.

Wieso gibt es unterschiedliche Harnsteine?

Je nachdem, wie sich die Steinchen zusammensetzen, unterteilen Mediziner sie in drei verschiedene Arten: Kalziumoxalat-Steine, Harnsäure- und Phosphatsteine.

Am häufigsten, mit rund 80 Prozent, sind Kalziumoxalat-Steine. Bei den Betroffenen ist die Kalziumkonzentration im Urin erhöht. Ursachen dafür können eine Überfunktion der Schilddrüse, aber auch ein Knochenschwund nach den Wechseljahren sein. Bei einer Osteoporose wird vermehrt Kalzium aus den Knochen abgebaut und gelangt dann über das Blut in den Urin. Durch das entstehende Ungleichgewicht im Urin können sich leichter Salzkristalle auslösen und ablagern. Vor allem Spinat und Rote Bete enthalten viel Oxalsäure. Trotz der genannten möglichen Ursachen ist aber bis heute nicht immer klar, warum sich die Steine bilden.

Harnsäuresteine, auch Uratsteine genannt, bilden sich vor allem in saurem Urin. Ursache hierfür kann eine sehr fleischhaltige Ernährung sein, denn Fleisch enthält viele Purine. Normalerweise wird dieser Stoff über die Nieren und Harnwege ausgeschieden. Sind aber zu viele Purine im Urin, verändert sich seine Zusammensetzung. Der Urin wird sauer und es bilden sich Kristalle.

Von Phosphatsteinen sind besonders Menschen betroffen, die häufig unter Harnwegsinfekten leiden. Deshalb leiden Frauen viel häufiger unter diesen Ablagerungen als Männer.

Neben diesen drei Arten gibt es eine Art Harnstein, der nur selten vorkommt: Zystinsteine treten nur bei Menschen mit einem angeborenen Stoffwechseldefekt auf. Bei ihnen ist der Anteil bestimmter Aminosäuren – kleinster Eiweißbestandteile – im Urin stark erhöht.

Wichtige Warnzeichen

In vielen Fällen werden kleinere Steine über die Harnröhre ausgeschieden. Setzt sich der Stein aber in den Harnwegen fest, kann es zu Blut im Urin, Schmerzen und Problemen beim Wasserlassen kommen. Dann kann es sein, dass trotz Harndrang der Urin nur schlecht oder gar nicht ausgeschieden werden kann. Auch Schüttelfrost, Fieber, Übelkeit oder Erbrechen können auf einen Stein hindeuten.

In schlimmeren Fällen kann es zu einer Nierenkolik kommen. Die Betroffenen haben plötzlich starke Schmerzen. Wandert der Stein weiter in die Blase, hören die Schmerzen wieder auf. In vielen Fällen werden die Steine mit dem Urin ausgeschwemmt. Der Besuch beim Arzt ist aber immer unerlässlich, denn schlimmstenfalls kann es auch zu einem Versagen der Nieren kommen.

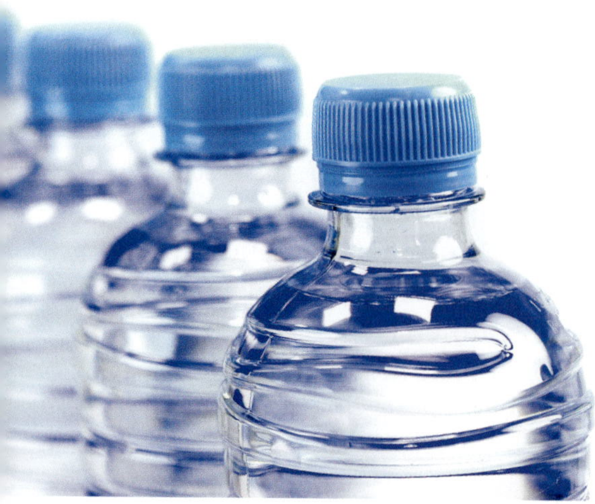

Was passiert beim Arzt?

Röntgenbild oder Ultraschall

Die Diagnose Harnstein wird in der Regel mittels einer Laboruntersuchung der Blut- und Urinwerte und anhand von bildgebenden Verfahren gestellt. Im Röntgenbild oder Ultraschall kann der Arzt Größe und Lage der Steine erkennen. Hilfreich ist es, wenn bereits ausgeschwemmte Steine mit zum Arzt gebracht werden. So kann die genaue Steinart gezielter bestimmt werden und eine zielgerichtete Therapie beginnen.

Medikamente

Ein Großteil der Steine wird von alleine ausgeschwemmt. Mediziner sprechen in diesen Fällen von einem spontanen Steinabgang. Dieser Prozess kann, durch eine erhöhte Flüssigkeitszufuhr und im Fall von Harnsäure- und Zystinsteinen, durch Medikamente unterstützt werden. Die Medikamente verändern den ph-Wert des Urins so, dass sich die Steine auflösen können.

Extrakorporale Stoßwellen-Lithotrypsie

Zeigen diese Maßnahmen keine Wirkung, müssen die Steine zertrümmert werden. Eine relativ neue Methode ist die extrakorporale Stoßwellen-Lithotrypsie: Die Steine werden per Ultraschall geortet, dann werden Stoßwellen erzeugt, die zielgerichtet den Stein per Ultraschall zertrümmern. Je nach Lage und Größe gelingt es aber nicht immer, alle Steine zu zerstören. Dann besteht die Möglichkeit, den Stein mittels Sonden oder eines Lasers über einen kleinen Zugang zur Niere zu erreichen. Auch mithilfe einer Harnleiter- oder Blasenspiegelung können Steine zerstört werden. Dazu wird zunächst über die Harnwege ein dünnes Endoskop eingeführt. So kann der Arzt die Steine genau erkennen. Der eigentliche Eingriff erfolgt auch hier dann per Laser oder Sonde. Nur in sehr seltenen Fällen werden Steine heute operativ entfernt. Ausnahmen sind sehr große Steine, die die Nieren ausfüllen.

Harnsteinen vorbeugen

Sind einmal Harnsteine aufgetreten, ist die Gefahr, dass sie sich immer wieder bilden, relativ groß. Mit einigen Mitteln kann das Risiko verringert werden.

- Der wichtigste Punkt: Viel trinken, mindestens zwei Liter pro Tag sollten es sein. So wird der Urin verdünnt und einer Übersäuerung beziehungsweise einer Übersättigung vorgebeugt. Steine können sich so schlechter bilden.
- Auch die Ernährung kann die Bildung von Steinen beeinflussen. Lebensmittel, die viele Purine enthalten, wie Fleisch und Fisch, sollten gegen ballaststoffreiche Kost ersetzt werden. Auch oxalathaltige Produkte wie Spinat oder Nüsse sollten nur in Maßen genossen werden. Schließlich können sie das Wachstum von Oxalatsteinen fördern.

service:**gesundheit**

Was tun bei Harnsteinen?

Kleine Nierensteine, die fest im Nierenkelch sitzen, verursachen in der Regel kaum Beschwerden. Viele von ihnen werden nur zufällig, zum Beispiel im Rahmen einer Ultraschalluntersuchung, gefunden. Je nach Lage des Steins kann der Schmerz in unterschiedliche Körperregionen ausstrahlen. Nicht selten verursachen nervale Reflexe eine Beeinträchtigung der Magen-Darm-Motorik, was sich in Übelkeit, Erbrechen und Verstopfung äußert.

Eine Nierenkolik, ausgelöst durch Harnsteine, kann wenige Minuten, aber auch mehrere Stunden andauern. Ein rasches ärztliches Eingreifen ist auf jeden Fall sinnvoll. Besonders gefährlich ist das gleichzeitige Auftreten von Fieber, ein deutliches Zeichen, dass durch einen Urinstau Bakterien von den Harnwegen in die Blutbahn übergetreten sind („Blutvergiftung"). Man spricht von einer Urosepsis. Eine Urosepsis ist lebensgefährlich, unbehandelt kann sie innerhalb einiger Stunden bis weniger Tage zum Tode führen. Leider lassen sich nur wenige Nierensteinarten medikamentös auflösen. Zu ihnen gehören die Harnsäuresteine und kleine Zystinsteine.

Während die Bildung von Harnsäuresteinen auf eine übermäßige Zufuhr tierischer Eiweiße (Fleisch und Wurst) zurückzuführen ist, hat die Herausbildung von Zystinsteinen eine genetische Ursache.

Kommt es wiederholt zu einer Ausbildung von Nierensteinen, sollte unbedingt eine Überfunktion der Nebenschilddrüse als Ursache ausgeschlossen werden. Das von der Nebenschilddrüse ausgeschiedene Parathormon ist für die Regulierung des Kalziumstoffwechsels verantwortlich. Eine erhöhte Ausscheidung dieses Hormons hat wiederum einen erhöhten Kalziumspiegel im Blut und schließlich auch im Urin zur Folge. Überschreitet die Urin-Kalzium-Konzentration die Löslichkeitsgrenze, können sich Kalziumsteine auskristallisieren. Die durch Östrogenmangel nach den Wechseljahren ausgelöste Osteoporose kann ebenfalls die Bildung von Kalziumsteinen begünstigen.

Eine Harnwegsinfektion durch sogenannte Proteus-Bakterien führt durch die damit verbundene Alkalisierung des Urins unter Umständen zur Bildung von Struvitsteinen (Magnesiumammoniumphosphat, Kalziumphosphat), auch Infektsteine genannt. Frauen, die häufiger von Harnwegsinfekten betroffen sind, bilden drei bis fünf Mal häufiger Infektsteine aus als Männer.

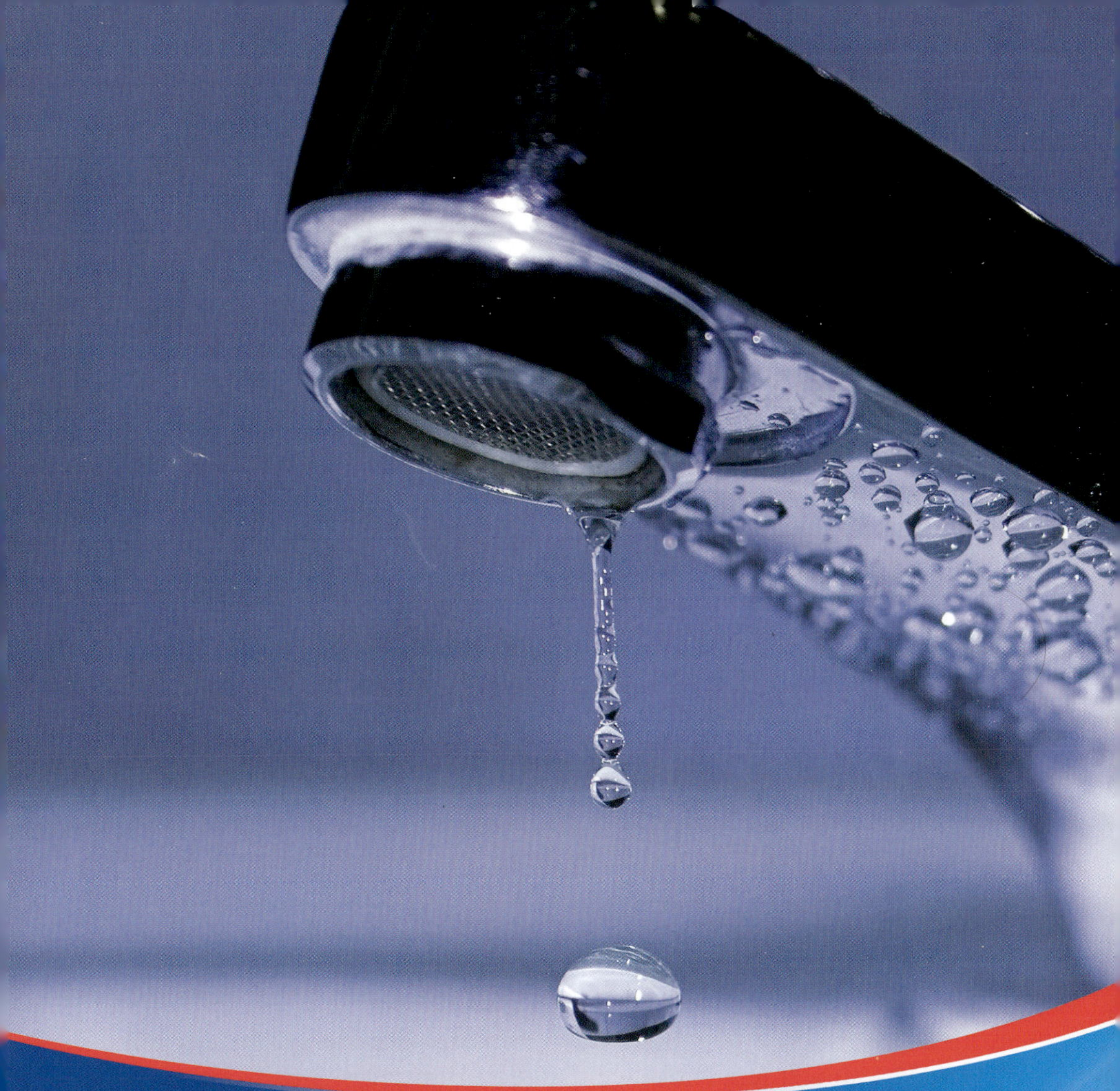

3 Inkontinenz – Hilfe gegen die Blasenschwäche

Den Urin nicht mehr halten zu können – für viele Betroffene ist das ein Schock. Schließlich sind wir alle von Kindheit an zu Sauberkeit erzogen worden. Nur die wenigsten können über dieses Problem sprechen, viele ziehen sich aus falscher Scham zurück, sind unsicher und erheblich in ihrem Alltag eingeschränkt. Inkontinenz ist deshalb häufig nicht nur ein gesundheitliches Problem, auch die Seele leidet unter der Verunsicherung und selbst auferlegten Einsamkeit. Zwar ist Inkontinenz eine sogenannte Volkskrankheit – bis zu sechs Millionen Menschen sollen Schätzungen zufolge in Deutschland unter Harninkontinenz leiden – in unserer Gesellschaft aber noch immer ein Tabuthema. Viele Betroffene gehen erst gar nicht zum Arzt, sondern versuchen dem Problem Blasenschwäche mittels Binden, Windeln oder Vorlagen Herr zu werden. Nicht wenige Betroffene leben jahrelang mit der Blasenschwäche. Im Schnitt dauert es zwei bis fünf Jahre, bis sich diese Patienten in ärztliche Behandlung begeben – wenn der Leidensdruck einfach zu groß wird.

Auch wenn es vielleicht schwer fällt: Für ein selbstbestimmtes Leben ist es wichtig, frühzeitig einen Arzt aufzusuchen. Denn Inkontinenz ist, egal in welchem Alter, nicht normal, sondern eine Erkrankung, die behandelt werden kann. Selbstzweifel und Schuldgefühle sollten die Betroffenen deshalb nicht haben.

Und Inkontinenz kann jeden treffen. Frauen leiden aufgrund ihrer Anatomie häufiger darunter als Männer. Mehr als die Hälfte der Betroffenen ist älter als 60 Jahre, so die Statistik. Aber auch viele jüngere Menschen haben Erfahrungen mit Blasenschwäche gemacht: Neben Schwangerschaft und Geburt sind bei ihnen vor allem chronische Harnwegsinfekte oder Diabetes ursächlich für die Beschwerden.

Doch ab wann spricht man von „inkontinent“? Kontinent ist jemand, der den Urin zu einem von ihm selbst bestimmten Zeitpunkt an einem Ort seiner Wahl ausscheiden kann. Der Begriff „kontinent“ leitet sich von dem lateinischen Wort „Continentia“ ab. Das bedeutet so viel wie Zurückhalten oder Unterdrücken. Mit Inkontinenz ist daher das Unvermögen, den Urin zurückzuhalten, gemeint. Es kommt zu einem unkontrollierten Harnverlust. Inkontinenz äußert sich auf vielfältige Weise und reicht von gelegentlichem Harnverlust bei starker körperlicher Belastung, bis hin zu hochgradigen Formen, bei denen der Betroffene ständig Urin verliert. Für eine optimale Behandlung ist der Besuch beim Arzt unerlässlich. Nur er kann die Ursache der Blasenschwäche bestimmen und die richtigen Maßnahmen ergreifen.

3.1 Formen von Inkontinenz

Es gibt verschiedene Formen der Harninkontinenz. Diese unterscheiden sich im Verlauf und in den Ursachen. Denn auch wenn Inkontinenz eine eigenständige Erkrankung ist, nicht selten wird die Blasenschwäche durch andere Krankheiten ausgelöst. Dazu gehören unter anderem Blasenentzündungen und Prostatavergrößerungen, Nervenschädigungen, Multiple Sklerose und Bandscheibenvorfälle, Stoffwechselerkrankungen wie Diabetes mellitus sowie Demenzerkrankungen.

Bei Frauen können Schwangerschaft und Geburt Ursache für eine Blasenschwäche sein. Das Heranwachsen des Kindes im Mutterleib und der anstrengende Geburtsvorgang können den Beckenboden so stark schwächen,

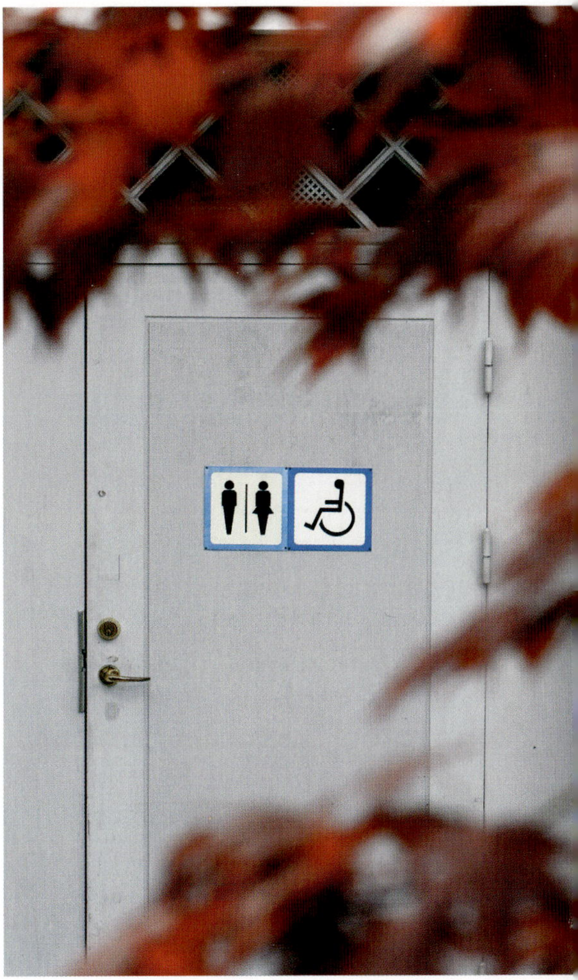

dass die Blase den Urin nicht mehr gut halten kann.

Was ist Belastungsinkontinenz?

Früher wurde sie auch als Stressinkontinenz bezeichnet. Da diese Erkrankung mit Stress im eigentlichen Sinne aber nichts zu tun hat, sprechen Experten heute eher von Belastungsinkontinenz.

Grund für diese Form der Blasenschwäche ist in den meisten Fällen eine Schwächung des Schließmuskels am Ausgang der Blase. Schon geringe körperliche Belastungen wie Niesen, Husten, Lachen, Heben, Joggen oder auch Treppensteigen können zu ungewolltem Harnverlust führen. Denn all diese Aktivitäten sorgen für eine Druckerhöhung in der Bauchhöhle. Aber auch andere Ursachen wie Übergewicht oder Verstopfung erhöhen den Druck auf den Bauchraum. Ein geschwächter Schließmuskel kann dem Druck in der Blase nicht mehr standhalten. Besonders fatal: Die Betroffenen spüren in der Regel keinen Harndrang.

Bei Männern tritt diese Form der Inkontinenz eher selten und wenn, überwiegend nach Prostataoperationen oder Unfällen auf.

Das Durchschnittsalter der betroffenen Frauen liegt bei rund 50 Jahren, das Problem betrifft jedoch auch viele jüngere Frauen. Durch Schwangerschaft und Geburt erschlafft die Beckenbodenmuskulatur, denn nur so hat der Kopf des Kindes bei der Geburt genügend Platz. Nicht selten aber wird die Beckenbodenmuskulatur beim Geburtsvorgang extrem gedehnt. Die sogenannte Rückbildungsgymnastik nach einer Geburt trainiert die geschwächten Muskeln und stärkt den Beckenboden. Ist die Beckenbodenmuskulatur zu schwach, können ihre Bänder den Beckenboden nicht mehr richtig halten und Blase, Gebärmutter und Scheide können sich absenken. Auch der Schließmuskel der Blase funktioniert dann häufig nicht mehr richtig, vor allem, wenn sich der Druck auf den Bauch erhöht.

Nach den Wechseljahren kann ein Mangel des weiblichen Geschlechtshormons Östrogen zu einer Bindegewebsschwäche führen. Dadurch lässt die Spannkraft des Beckens nach und der Harn kann nicht mehr gut gehalten werden. Auch eine angeborene Bindegewebsschwäche kann eine Belastungsinkontinenz begünstigen. Die Belastungsinkontinenz ist in der Regel gut behandelbar.

Was ist Dranginkontinenz?

Bei der Dranginkontinenz ziehen sich die Muskeln der Blasenwand grundlos zusammen. Das führt zu einem unerträglichen Harndrang und meist unwillkürlichem Abgang von Urin.

Auslöser der überaktiven Muskeln können Nervenschädigungen, vor allem nach Schlaganfällen sowie durch Parkinson oder Multiple Sklerose sein. Im Normalfall werden die Muskeln über das zentrale Nervensystem gesteuert. Ist es dazu nicht oder nicht mehr ausreichend in der Lage, reagieren die Muskeln überaktiv. Auch Hormone, beispielsweise gegen Wechseljahrsbeschwerden, stehen im Verdacht eine Dranginkontinenz auszulösen. Auf der anderen Seite können Vergrößerungen der Prostata, bösartige Veränderungen der Blasenwand, Blasenentzündungen oder Blasensteine eine Dranginkontinenz auslösen. Die Fremdkörper oder Veränderungen in der Blase übermitteln dem Gehirn das Gefühl, die Blase sei voll. Der Harndrang setzt also im Prinzip zu früh ein und die Betroffenen haben ständig das Gefühl, zur Toilette zu müssen.

Was ist Mischinkontinenz?

In einigen Fällen treten Drang- und Belastungsinkontinenz zusammen auf. Ärzte sprechen dann von Mischinkontinenz. Häufig steht aber eines der genannten Probleme im Vordergrund. Das heißt, um die Mischinkontinenz zu behandeln, muss sowohl eine Therapie gegen eine Drang- als auch eine Belastungsinkontinenz stattfinden.

Was ist Überlaufinkontinenz?

Die Überlaufinkontinenz tritt vor allem bei Männern auf. Bei der Überlaufinkontinenz kommt es zu einem unkontrollierten Überlaufen der Blase. Anders als bei der Dranginkontinenz sind die

Muskeln hier nicht in der Lage, die Blase rechtzeitig und vollständig zu entleeren. Selbst wenn der Druck auf die Blase sehr groß ist, entleert sie sich nicht komplett. Es bleibt jedes Mal Restharn in der Blase zurück, in dem sich Bakterien ansiedeln können.

Die Ursachen für die Überlaufinkontinenz sind vielfältig. Bei Männern tritt diese Form der Blasenschwäche vor allem bei gutartigen Prostatavergrößerungen auf. Die Prostata liegt direkt unter der Blase und umschließt die Harnröhre. Ist die Vorsteherdrüse vergrößert, drückt sie die Harnröhre wie einen Strohhalm zusammen, der Urin kann also nicht mehr abfließen. Ähnliches kann bei Frauen durch eine Gebärmutter- oder Blasenabsenkung passieren. Infolge einer Schwangerschaft oder durch Übergewicht kann es zu einer Verengung der Harnröhre kommen. Mediziner sprechen in diesen Fällen von einer obstruktiven, d. h. verstopfenden Überlaufinkontinenz.

Um eine funktionelle Überlaufinkontinenz handelt es sich, wenn die Nerven vom Rückenmark zur Blase, etwa durch Diabetes, gestört sind. Auch durch Operationen oder Verletzungen können diese Nerven geschädigt worden sein. Dann ist der Blasenmuskel gelähmt und die Blase kann nicht mehr entleert werden.

Was ist Reflexinkontinenz?

Bei der Reflexinkontinenz spüren die Betroffenen keinen Harndrang. Die Blase kann sich plötzlich, ohne Vorwarnung entleeren. Bei leichteren Formen ähneln die Symptome denen einer Belastungsinkontinenz.

Die Ursache ist eine Schädigung des Nervensystems. Im Normalfall können wir das Zusammenziehen des äußeren Blasenschließmuskels steuern, ist das Nervensystem aber gestört, haben wir keine Kontrolle mehr darüber.

Spinale Reflexinkontinenz

Diese Störungen des Nervensystems treten vor allem durch Unfälle mit einer Querschnittslähmung und als Folge von Erkrankungen des Rückenmarks auf. Mediziner sprechen dann von einer spinalen Reflexinkontinenz. Der Blasenmuskel zieht sich bei

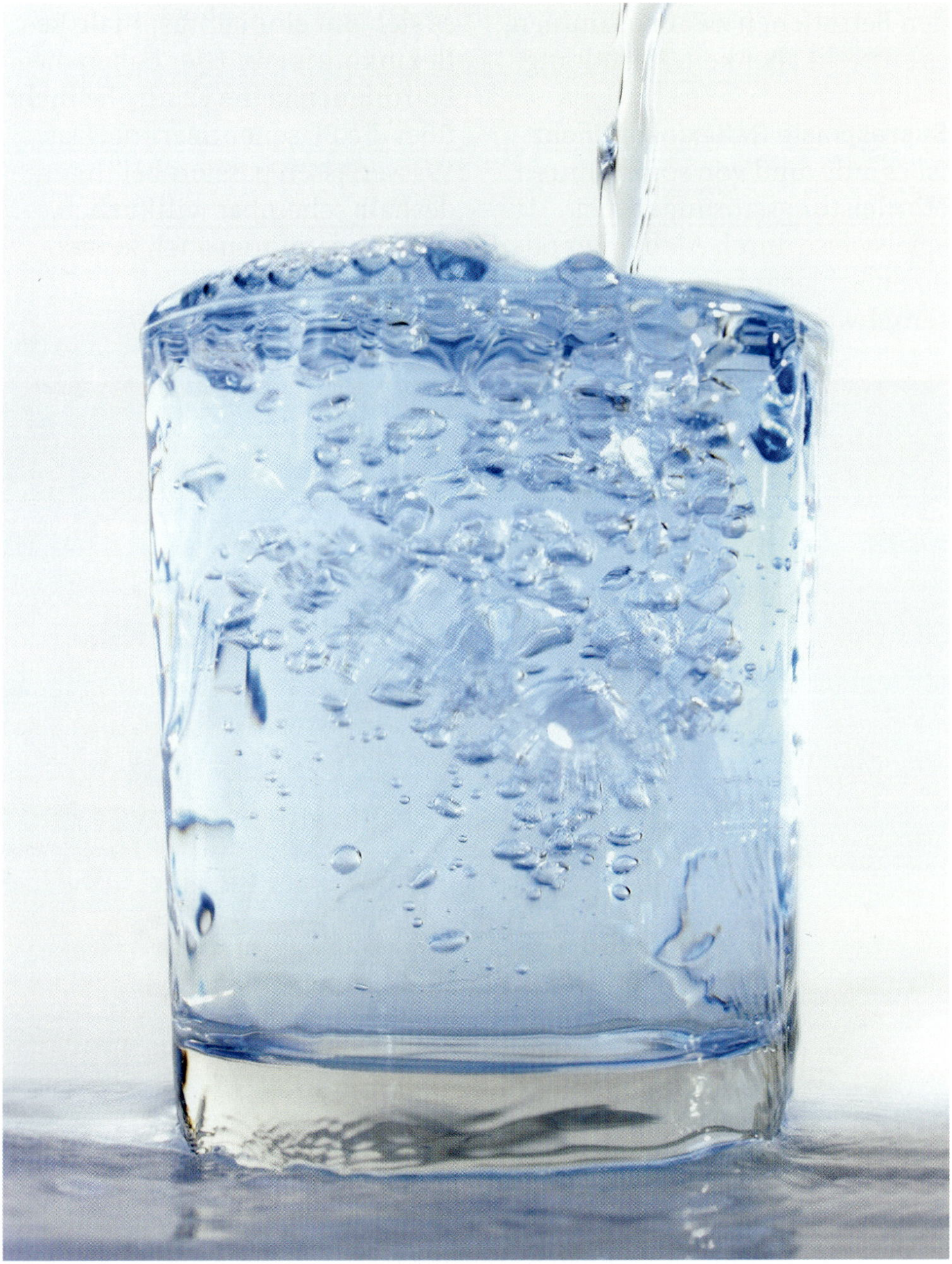

den Betroffenen zwar zusammen, es entsteht aber kein Harndrang.

Supraspinale Reflexinkontinenz
Ist es aufgrund von sogenannten Hirnleistungsstörungen, beispielsweise durch Alzheimer oder einen Schlaganfall, zu einer Blasenschwäche gekommen, handelt es sich um eine supraspinale Reflexinkontinenz. Hier haben die Betroffenen keine Kontrolle mehr über die Blasenentleerung. Das Wasserlassen passiert bei ihnen deshalb scheinbar willkürlich, denn viele spüren auch keinen Harndrang.

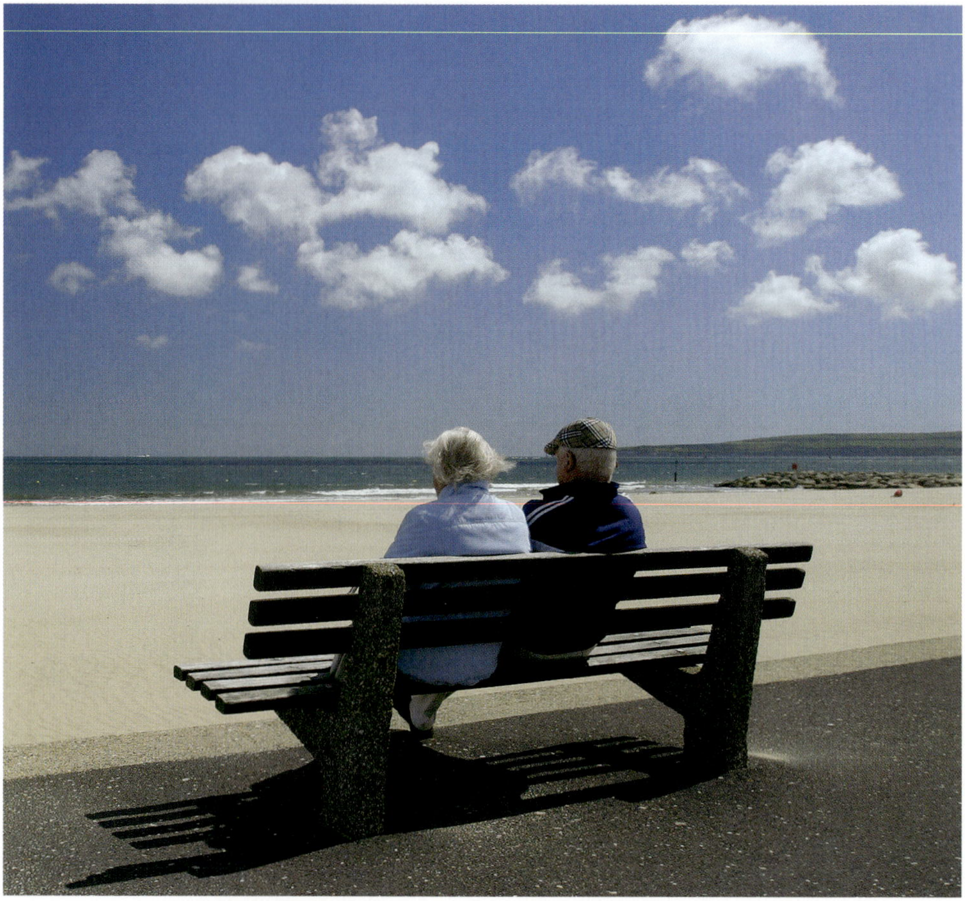

Experteninterview zu Inkontinenz

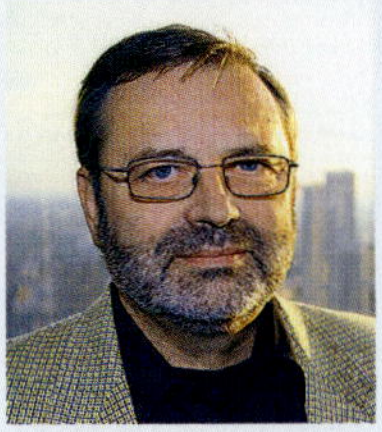

Experte: Dr. med. Hermann Josef Berberich, Facharzt für Urologie/Psychotherapie/ Umweltmedizin in Frankfurt a. M.

Was ist häufiges Wasserlassen?
Wenn man mehr als acht Mal am Tag auf die Toilette muss, spricht man von einem gehäuften Toilettengang. Wer allerdings viel trinkt, muss auch häufiger auf die Toilette. Typisch für eine überaktive Blase sind jedoch nächtliche Toilettengänge, wenn nicht andere Ursachen, z. B. eine Herzinsuffizienz, dafür verantwortlich sind.

Nützt es, wenn ich weniger trinke?
Das sollte man auf keinen Fall tun. Man erreicht damit unter Umständen das genaue Gegenteil. Bei mangelnder Flüssigkeitszufuhr erhöht sich die Urinkonzentration, was wiederum die Blasenmuskulatur reizen kann.

Wann ist eine Operation erforderlich?
Eine der häufigsten Fragen lautet: „Muss ich mich denn operieren lassen?" Insbesondere die Angst vor einem operativen Eingriff veranlasst manche Patienten, einen Arztbesuch vor sich her zu schieben. Eine Operation kann jedoch niemals das Mittel der ersten Wahl sein. Der behandelnde Urologe wird sich zunächst mithilfe eines Miktionsprotokolls und eines Fragenkatalogs einen Überblick über den Umfang und die Art des ungewollten Urinverlustes verschaffen. Liegt sowohl eine Dranginkontinenz als auch eine Belastungsinkontinenz vor, wird er zunächst versuchen, die Dranginkontinenz medikamentös zu behandeln. Häufig reicht diese Maßnahme bereits aus. Leichte Formen der Belastungsinkontinenz können sowohl durch Beckenbodengymnastik als auch medikamentös behandelt werden. Erst wenn sich diese Maßnahmen als unzureichend erweisen, sollte man über eine Operation nachdenken.

Wie erfolgreich ist ein operativer Eingriff?
Es gibt zahlreiche operative Methoden zur Behebung einer Belastungsinkontinenz. Die bekannteste ist die sogenannte TVT-Plastik. Bei dieser

Operation wird ein Band eingesetzt, welches bei Belastungen wie z. B. Husten oder Niesen, der Harnröhre mehr Halt gibt. Die Erfolgsraten eines chirurgischen Eingriffs liegen zwischen 60 und 90 Prozent, aber nur jede zweite Frau ist mit dem Ergebnis wirklich zufrieden. Deshalb ist es wichtig, dass einer geplanten Operation eine sorgfältige Diagnostik (Blasenspiegelung und Blasendruckmessung) vorausgeht.

Ist Harninkontinenz eigentlich ein typisches Frauenleiden?
Was die Belastungsinkontinenz anbetrifft, ja. Durch Schwangerschaft und Geburt wird der Beckenboden stark belastet. Deshalb sollte mit einer Beckenbodengymnastik nicht erst beim Auftreten einer Inkontinenz begonnen werden, sondern bereits nach der Geburt. Die Dranginkontinenz findet sich hingegen häufiger bei Männern im Rahmen einer Prostatavergrößerung und bei älteren Menschen aufgrund von altersbedingten Veränderungen der Blasenmuskulatur.

Ist Harninkontinenz vermeidbar?
Leider nicht immer. Insbesondere Frauen können jedoch durch entsprechende Maßnahmen wie Gewichtsreduktion bei Übergewicht oder Beckenbodengymnastik nach Geburten einer Harninkontinenz vorbeugen.

Gibt es seelische Ursachen für eine Harninkontinenz?
Die sogenannte Reizblase hat nicht selten einen psychosomatischen Hintergrund. Bei Patienten mit einer Platzangst oder einer Zwangserkrankung kann eine Angstexposition eine zunächst physiologisch-vegetative Reaktion in Form eines Blasenreizes auslösen. Im Volksmund heißt es: Bei drohender Gefahr möchte man sich „verpissen" oder „kriegt Schiss". Die Blasensymptomatik ersetzt dann die Angst und dient gleichzeitig der Vermeidung angstauslösender Situationen, sprich: Da man so häufig auf Toilette muss, verlässt man seine Wohnung erst gar nicht mehr. Es entsteht ein Teufelskreis. Eine Harninkontinenz kann auch die psychosomatische Folge eines sexuellen Missbrauchs sein. Die Harninkontinenz hat in solchen Fällen eine unbewusste Schutzfunktion gegen weitere Übergriffe. Harninkontinenz ist nicht selten der Haupteinweisungsgrund in ein Pflegeheim. Ihres sozialen Umfeldes beraubt, entwickeln die Patienten nicht selten eine Depression, die wiederum die Harninkontinenz verstärken kann, und mitunter hat sie die Funktion, Zuwendung seitens des Pflegepersonals zu erlangen.

3.2 Wichtige Untersuchungen

Generell gilt: Blasenschwäche ist behandelbar. Deshalb sollte so früh wie möglich der Facharzt, ein Urologe, aufgesucht werden. Um die Ursache der Blasenschwäche herauszufinden, wird er den Betroffenen zunächst befragen. Diese Anamnese hilft dem Arzt einzuschätzen, ob und um welche Form der Inkontinenz es sich handelt. Dazu stellt der Arzt Fragen nach dem Beginn des unfreiwilligen Wasserlassens sowie möglichen Auslösern. Auch Operationen an der Prostata oder der Gebärmutter können Hinweise auf mögliche Ursachen einer Blasenschwäche geben. Für eine erste Einschätzung ist es außerdem wichtig, Auskunft über Medikamente zu geben. Blutdrucksenker, Schlafmittel oder auch Präparate gegen Allergien können Inkontinenz auslösen. Daneben fragt der Arzt nach typischen Symptomen: Spürt der Betroffene einen Harndrang oder entleert sich die Blase plötzlich ohne Vorwarnung?

Bei diesen Fragen hilft ein Blasen- oder Miktionstagebuch, in dem der Betroffene jedes Wasserlassen mit Angabe der Zeit auflistet. Gleichzeitig sollten mögliche Auslöser angegeben werden. Aus diesen Angaben kann der Arzt schließen, ob der unfreiwillige Urinverlust bei Belastung, durch starken Harndrang oder eher unvermittelt auftritt. Für eine genaue Analyse ist es wichtig, auch Faktoren wie Stress zu notieren. Aus den Zeitabständen und der Häufigkeit der Toilettengänge kann der Arzt Rückschlüsse auf ein Fehlverhalten ziehen. Geht der Betroffene in zu kurzen Abständen auf die Toilette, könnte das auf eine Dranginkontinenz hindeuten.

Daneben sollten auch Art und Menge der Getränke protokolliert werden. Wird zu wenig getrunken? Oder geht der Griff eher zu harntreibenden Getränken wie Kaffee oder schwarzem Tee? Um die Schwere der Inkontinenz abzuschätzen, reicht es, drei Tage lang sorgfältig Tagebuch zu führen.

Zur weiteren Diagnosestellung wird der Arzt eine körperliche Untersuchung durchführen. Das ist wichtig, um krankhafte Veränderungen auszuschließen. Bei Frauen werden dazu die Harnröhre und der Schließmuskel der Blase gynäkologisch untersucht. Als nächstes ertastet der Arzt die Beckenbodenmuskulatur. Gibt es hier Veränderungen, beispielsweise durch Geburten? Auch die Scheidenmuskulatur kann Aufschluss über die Ursachen einer Blasenschwäche geben. Wie stark die Muskeln sind, kann der Arzt mithilfe eines sogenannten Perineometers messen.

Bei Männern kann eine vergrößerte Prostata zu Blasenschwäche führen. Um das auszuschließen, tastet der Urologe die Prostata auf mögliche Veränderungen ab.

Anschließend werden die Schließmuskeln der Harnröhre untersucht. Schließen sie tatsächlich richtig? Um das herauszufinden, muss der Patient kurz husten.

Die Laboruntersuchung des Urins und des Bluts gibt Auskunft über mögliche Infekte, wie Blasen-, Nieren- oder Harnröhrenentzündungen. Denn schon eine einfache Blasenentzündung kann eine Dranginkontinenz auslösen.

Die Ultraschalluntersuchung der Harnwege, der Blase sowie der Niere ist wichtig, um krankhafte Veränderungen an den Organen auszuschließen. Gleichzeitig erkennt der Arzt im Ultraschallbild, ob sich Restharn in der Blase befindet.

Beim Verdacht auf eine Belastungsinkontinenz sollte grundsätzlich ein sogenannter Padtest (Vorlagentest) durchgeführt werden. Er gibt genau Auskunft darüber, wie hoch der Harnverlust tatsächlich ist. Dazu bekommt der Patient eine spezielle Vorlage, die den möglicherweise abgehenden Urin aufnehmen kann. Bevor der Test beginnt, hält der Arzt das genaue Gewicht der Vorlage fest. In den nächsten 15 Minuten muss der Patient einen halben Liter Flüssigkeit trinken und sich anschließend eine dreiviertel Stunde nach einem festgelegten Programm bewegen.

Innerhalb dieser Zeit muss er 100 Treppenstufen steigen, eine Minute auf der Stelle laufen, sich zehn Mal hinsetzen und wieder aufstehen, zehn Mal husten, fünf Dinge vom Boden aufheben und eine Minute die Hände unter fließendem Wasser waschen. Anschließend wiegt der Arzt die Vorlage. So lässt sich der tatsächliche Harnverlust leicht ermitteln.

In einigen Fällen kann eine

Langzeitbeobachtung über 24 Stunden sinnvoll sein. Hier werden die Vorlagen getrennt nach Tag und Nacht gewogen und ein Miktionstagebuch geführt, in dem die Flüssigkeitsmenge und die genauen Zeiten des Wasserlassens dokumentiert werden.

Die Deutsche Gesellschaft für Urologie unterteilt Belastungsinkontinenz, je nach der Menge des unkontrollierten Harnverlusts, in vier Schweregrade. Gehen beim Padtest ein bis zwei Milliliter Urin verloren, sprechen die Mediziner von Grad 1. Bei zwei bis zehn Millilitern beziehungsweise zehn bis 15 Millilitern handelt es sich um

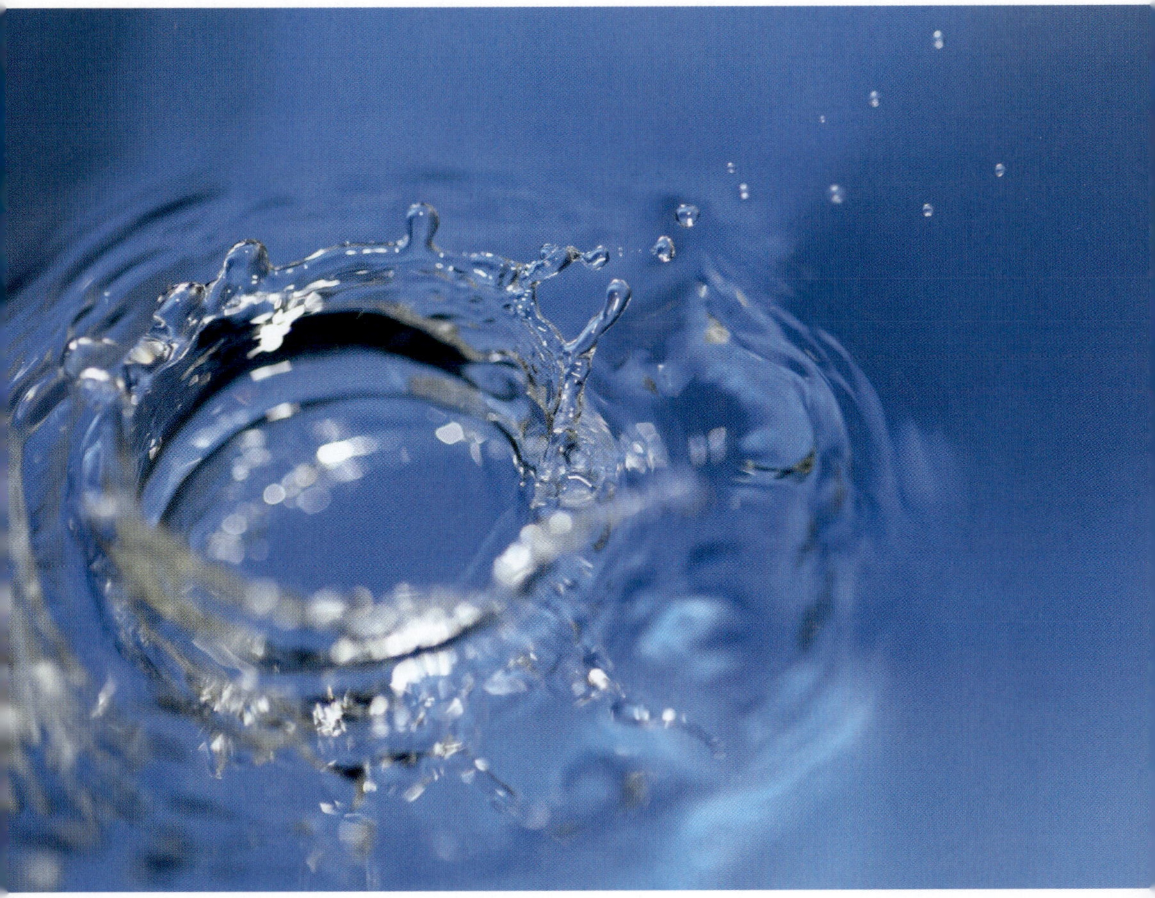

Grad 2 und 3. Grad 4 ist ab einem Urinverlust von 50 Millilitern erreicht.

Wie viel Urin die Blase aufnehmen kann, ob die Blase normal funktioniert und wie schnell der Urin abfließt, kann durch eine Blasenentleerung, der Uroflowmetrie gemessen werden. Währendessen muss der Patient auf einer speziellen Toilette Wasserlassen. Dann werden die genaue Urinmenge und die Dauer der Entleerung gemessen. Darüber hinaus kann der Arzt aber auch Veränderungen des Urinflusses während des Wasserlassens ermitteln.

Voraussetzung für die Uroflowmetrie ist eine gefüllte Blase, die rund 200 ml Urin enthält. Der Patient darf dem Harndrang erst dann nachgeben, wenn er schon sehr stark ist. Dann sollte das Wasserlassen mit einigem Druck auf das Messgerät erfolgen. Ob die Blase tatsächlich vollständig entleert ist oder ob sich noch Restharn in der Blase befindet, kann der Arzt mittels Ultraschall feststellen.

Eine Blasenspiegelung (Zystoskopie) wird durchgeführt, wenn zum Beispiel der Verdacht auf eine verengte Harnröhre oder auf Blasensteine besteht. Auch bei wiederkehrenden, therapieresistenten Blasenentzündungen sollte eine Zystoskopie durchgeführt werden. Denn schlimmstenfalls kann ein Blasentumor Auslöser der Entzündung sein.

Bei der Zystoskopie wird ein spezielles Endoskop über die Harnröhre in die Blase eingeführt. Der Patient ist bei diesem Eingriff örtlich betäubt. Bei Frauen ist die Zytoskopie durch die kurze Harnröhre relativ einfach und schmerzlos. Aufgrund der längeren Harnröhre ist der Eingriff bei Männern hingegen in der Regel etwas schwieriger. Nach der Untersuchung sollten die Patienten viel trinken, damit mögliche Krankheitserreger aus den Harnwegen gespült werden. Durch die Endoskopie kann es zu Reizungen der Harnröhre kommen.
Brennen, Schmerzen beim Wasserlassen oder kleinere Blutungen sind nach dem Eingriff kein Grund zur Beunruhigung. Halten die Beschwerden jedoch einige Tage an, sollte ein Arzt aufgesucht werden.

Die Blasendruckmessung, Zystomanometrie (aus dem Griechischen: Zysto = Blase, Manometrie = Druckmessung) gibt darüber Auskunft, wie dehnbar die Blasenwand ist, wie viel Volumen sie hat und wie gut der Schließmuskel funktioniert.

Dazu wird die Blase über einen Katheter langsam mit warmer Kochsalzlösung gefüllt. Parallel dazu wird mittels kleiner Elektroden der Druck in der Blase und im Enddarm gemessen. Die Messung im Enddarm ist wichtig, da auch ein Druck von außen die Funktion der Blase beeinflussen kann.

In einigen Fällen kann die Blasendruckmessung mit einer Röntgenaufnahme kombiniert werden. Bei der sogenannten Miktions-Zysto-Urethrografie (lat. Miktion = Urinausscheidung, griech. Zyste = Harnblase, griech. Urethra = Harnröhre, griech. Graphie = Schreibung, Darstellung) injiziert der Arzt ein Röntgenkontrastmittel in den Katheter. Nur so kann er die Entleerung der Blase später im Röntgenbild erkennen.

Schon während sich die Blase langsam füllt, werden Aufnahmen gemacht. Und auch die Blasenentleerung wird im Röntgenbild festgehalten. Durch die einzelnen Bilder kann der Arzt genau sehen, ob die Funktion der Blase möglicherweise beeinträchtigt ist.

Der Vorteil der Miktions-Zysto-Urethrographie: Anders als im normalen Röntgenbild werden die Aufnahmen hier in der Bewegung gemacht. Besteht der Verdacht, dass sich Blase oder Harnröhre nicht mehr richtig verschließen, kann der Verschlussdruck gemessen werden. Dazu wird ein Katheter mit zwei Mess-Sensoren in Blase und Harnröhre eingeführt. Dann misst der Arzt den Druck in Blase und Harnröhre. Danach wird die Blase langsam mit Flüssigkeit gefüllt. Tritt der erste Harndrang auf, ist das ein Zeichen dafür, bei welcher Füllmenge die Blase „Alarm“ meldet. Zeitgleich misst der Arzt den Druck in der Blase sowie das Zusammenziehen des Schließmuskels der Blase. Zieht er sich eher schnell zusammen, könnte eine Dranginkontinenz vorliegen.

In einigen Fällen muss der Patient während der Untersuchung husten. So erhöht sich der Druck auf den Bauchraum. Kommt es jetzt zu einem Harnverlust, kann der mangelnde Verschluss der Harnröhre schuld sein.

Zusätzlich zu diesen Untersuchungen kann eine Elektromyografie (griech. Myo = Muskel, griech. Graphie = Schreibung, Darstellung) des Beckenbodens gemacht werden. Bei dieser Untersuchung werden die Vorgänge in der Beckenbodenmuskulatur und dem Schließmuskel der Blase dargestellt.

Dazu werden feinste Nadelelektroden in die Muskeln gestochen. Dann wird überprüft, ob der Patient Beckenboden und Blase kontrollieren kann und ob die Muskulatur die Harnröhre verschließen kann.

Diese sogenannten urodynamischen Untersuchungen können untereinander kombiniert werden. Auf diese Weise hat der Arzt die Möglichkeit, ein genaues Bild der Blasenschwäche zu erstellen. Das ist wichtig für eine optimale Therapie. Inkontinenz ist kein Schicksal. Bei frühzeitigem Erkennen ist die Krankheit, auch im Alter, häufig heilbar oder kann zumindest deutlich gebessert werden!

3.3 Nützliche Therapien

Da es sich bei Inkontinenz meist um ein Symptom, nicht aber eine Erkrankung im eigentlichen Sinne handelt, richtet sich die Behandlung immer nach dem Auslöser der Blasenschwäche. Die einzige Ausnahme stellt das Toilettentraining dar, das eine bessere Kontrolle der Blase zum Ziel hat.

Dabei soll der Patient zunächst ein Gefühl für den richtigen Zeitpunkt der Entleerung bekommen. Dazu gehen die Betroffenen alle zwei Stunden auf Toilette, unabhängig davon, ob ein Harndrang besteht oder nicht. Die Zeitabstände werden nach und nach verlängert, bis sich ein neuer Rhythmus eingependelt hat. Durch diesen Entleerungsrhythmus und durch die allmähliche Verlängerung der Intervalle wird die Blase trainiert. In vielen Fällen kann auch das Fassungsvermögen der Blase durch ein solches Training erhöht werden. Unterstützend kann ein Miktionstagebuch wirken. Hier werden die Trinkmenge und das Getränk sowie die Blasenentleerung protokolliert.

Häufig wird Inkontinenz durch eine geschwächte Beckenbodenmuskulatur ausgelöst. In diesen Fällen ist das gezielte Training des Beckenbodens sinnvoll. Bei einem schwachen Beckenbodenmuskel schließt die Blase nicht mehr richtig. Wenn ein Muskel schwach und schlaff wird, kann er durch gezieltes Training wieder aufgebaut werden. Beckenbodentraining besteht aus der regelmäßigen Anspannung des Beckenbodenmuskels und vielen Übungen. So stärkt der Betroffene, zunächst unter fachlicher Anleitung, dann alleine, den Beckenboden und den Schließmuskel der Blase.

Für Frauen, die nicht sicher sind, ob und wie sie ihren Beckenboden trainieren, gibt es noch weitere Hilfsmittel. Vaginalkonen sind tamponartige Gewichte, die in die Scheide eingeführt werden. Damit die Konen nicht herausrutschen, müssen sie mithilfe der Beckenbodenmuskulatur festgehalten werden. Die Vaginalkonen gibt es mit unterschiedlich schweren Gewichten. Durch eine Steigerung der Gewichte wird die Beckenbodenmuskulatur immer kräftiger.

service:**gesundheit** **info**

Miktionstagebuch

Datum: ____________________

Uhrzeit	Trinkmenge	Toilettengang	Ungewollter Harnverlust	Dranggefühl

Ähnlich wie Vaginalkonen funktionieren die Vaginalkugeln. Dabei handelt es sich um hohle Doppelkugeln, in denen Gewichte eingelagert sind. Auch die Kugeln werden in die Scheide eingeführt, wo sie dann von der Beckenbodenmuskulatur aktiv gehalten werden müssen.

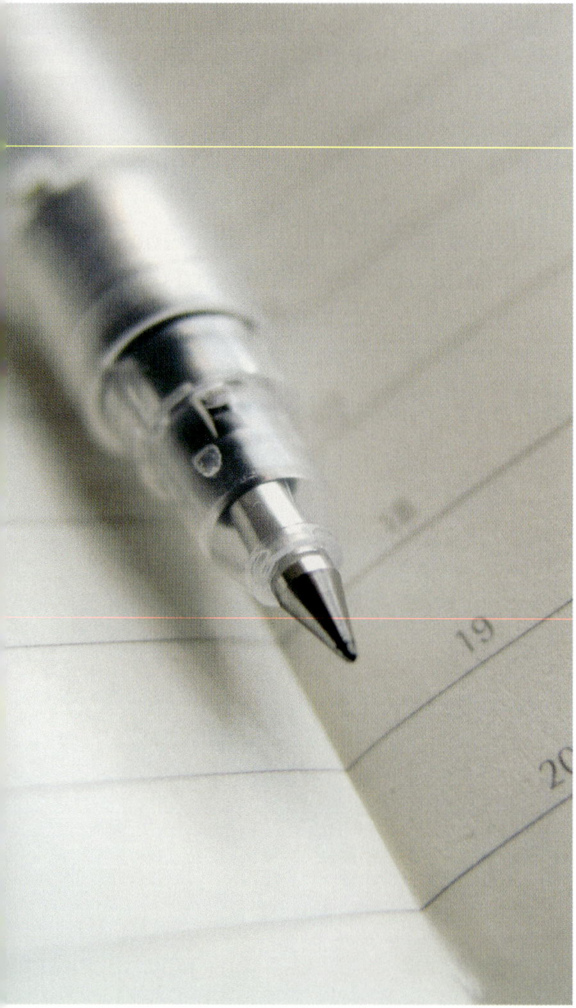

Vorwiegend bei Frauen mit einer Senkung des Beckenbodens kommen sogenannte Pessare zum Einsatz. Sie stabilisieren den geschwächten Beckenboden und stützen Harnblase, Harnröhre und Gebärmutter. Pessare sind aus Silikon und in verschiedenen Größen und Ausführungen erhältlich. Vor dem ersten Einsetzen werden die Pessare vom Arzt angepasst. Pessare sollten nicht zur Dauerlösung werden, da sie Druckstellen und Infekte in der Scheide verursachen können.

Tamponähnliche Einmalprodukte können, wie ein großer Tampon auch, Harnblase und Harnröhre stützen und in der richtigen Position festhalten. So kann eine Frau mit Belastungsinkontinenz beim Joggen oder Sport sicher sein, dass kein Harn abgeht. Allerdings sollten diese Produkte nicht dauerhaft getragen werden, da sie die Scheide austrocknen können.

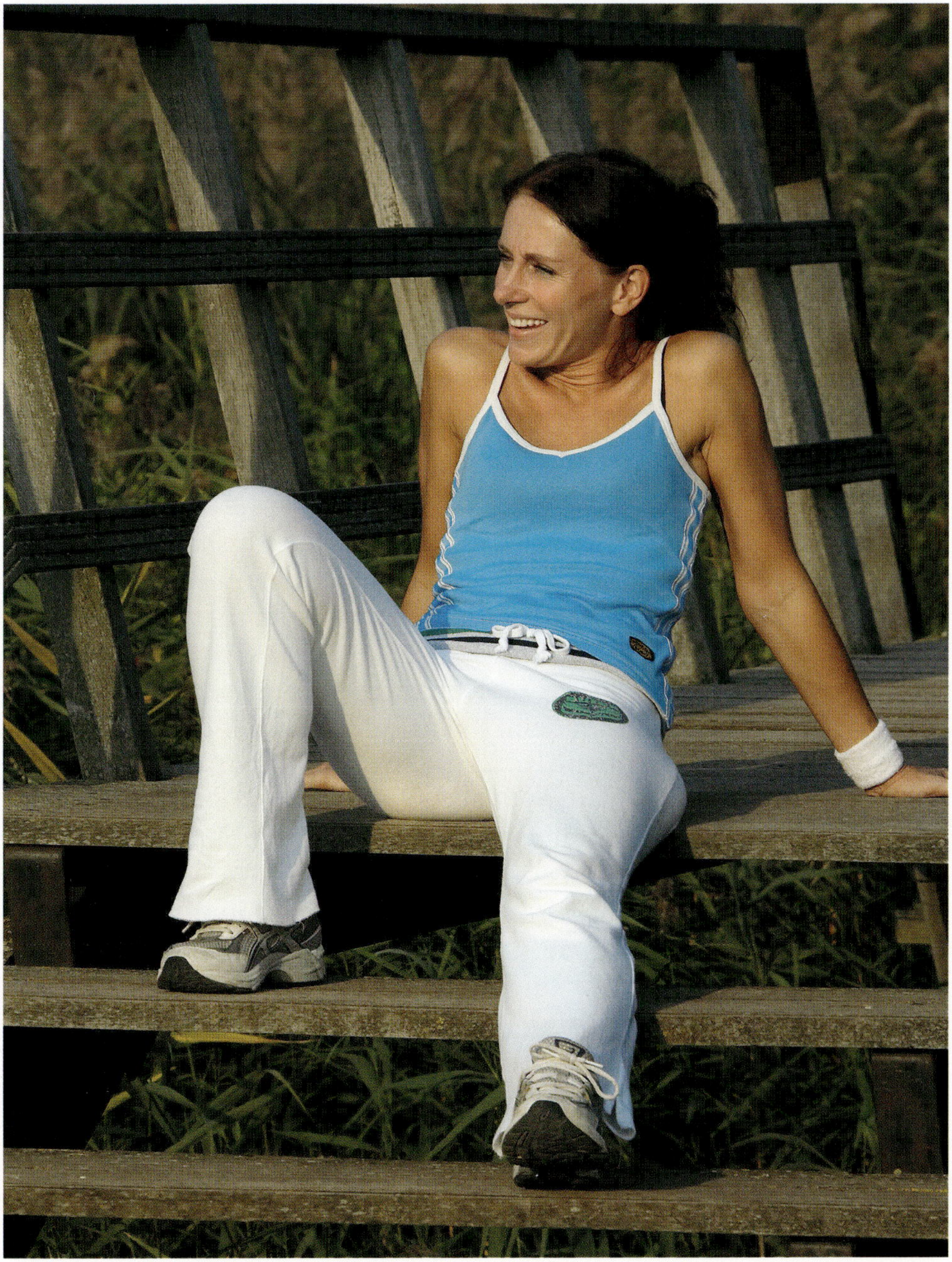

Was bringen Medikamente?

Medikamente kommen vor allem bei Dranginkontinenz zum Einsatz. Anticholinergika können beispielsweise verhindern, dass sich die Muskeln der Blasenwand zusammenziehen. Der Druck in der Blase lässt nach, und mit ihm der Harndrang.

Seit einiger Zeit gibt es auch ein erstes wirksames Präparat gegen Belastungsinkontinenz. Das Mittel mit dem Wirkstoff Duloxetin sorgt dafür, dass im Gehirn Botenstoffe, sogenannte Neurotransmitter, ausgeschüttet werden. Diese Botenstoffe erhöhen die Verschlusskraft der Harnröhre. Das soll dann zu einer deutlichen Abnahme des Urinverlustes und schlussendlich zu einer Steigerung der Lebensqualität der Betroffenen führen. Auch bei erhöhtem Druck auf die Bauchdecke, durch Lachen, Husten oder Niesen, soll es so nicht mehr zu ungewolltem Urinverlust kommen.

Der Nachteil: Es kann vor allem in der ersten Zeit zu Übelkeit kommen. Um das zu verhindern beziehungsweise zu reduzieren, soll die Dosis von Duloxetin langsam erhöht werden. Experten nennen das „einschleichende Medikation".

Botulinumtoxin, besser bekannt als Botox, wird in der Schönheitschirurgie schon lange als Faltenkiller eingesetzt. Botox lähmt die Muskeln und verhindert, dass sie sich zusammenziehen. Auch bei Blasenschwäche kommt Botulinumtoxin jetzt zum Einsatz. Das Mittel wird in die Blase oder in die Blasenwand gespritzt. Durch die lähmende Wirkung auf den Muskel soll sich der Harndrang vermindern.

Teilweise kann bei Frauen in den Wechseljahren ein Hormonmangel dazu führen, dass die Schleimhäute der Harnwege empfindlicher werden. Östrogene, weibliche Geschlechtshormone, regen die Durchblutung der Schleimhäute an. Durch das Geben dieser Hormone soll die Empfindsamkeit der Schleimhaut herabgesetzt und häufiger Harndrang verhindert werden. Neuere Studien aus den USA und Großbritannien kamen aber zu dem Ergebnis, dass gerade die Hormonersatztherapie Belastungsinkontinenz auslösen kann. In die Women's Health Initiative Studie gingen Daten von mehr als 23.000 Frauen ein. Bei Männern ist häufig eine vergrößerte Prostata ursächlich für die Inkontinenz. So genannte Alphablocker sorgen dafür, dass der Urin besser abfließen kann.

Wem kann eine Operation helfen?

Sollten alle konservativen Therapien wirkungslos bleiben, kann in schweren Fällen einer Belastungsinkontinenz eine Operation

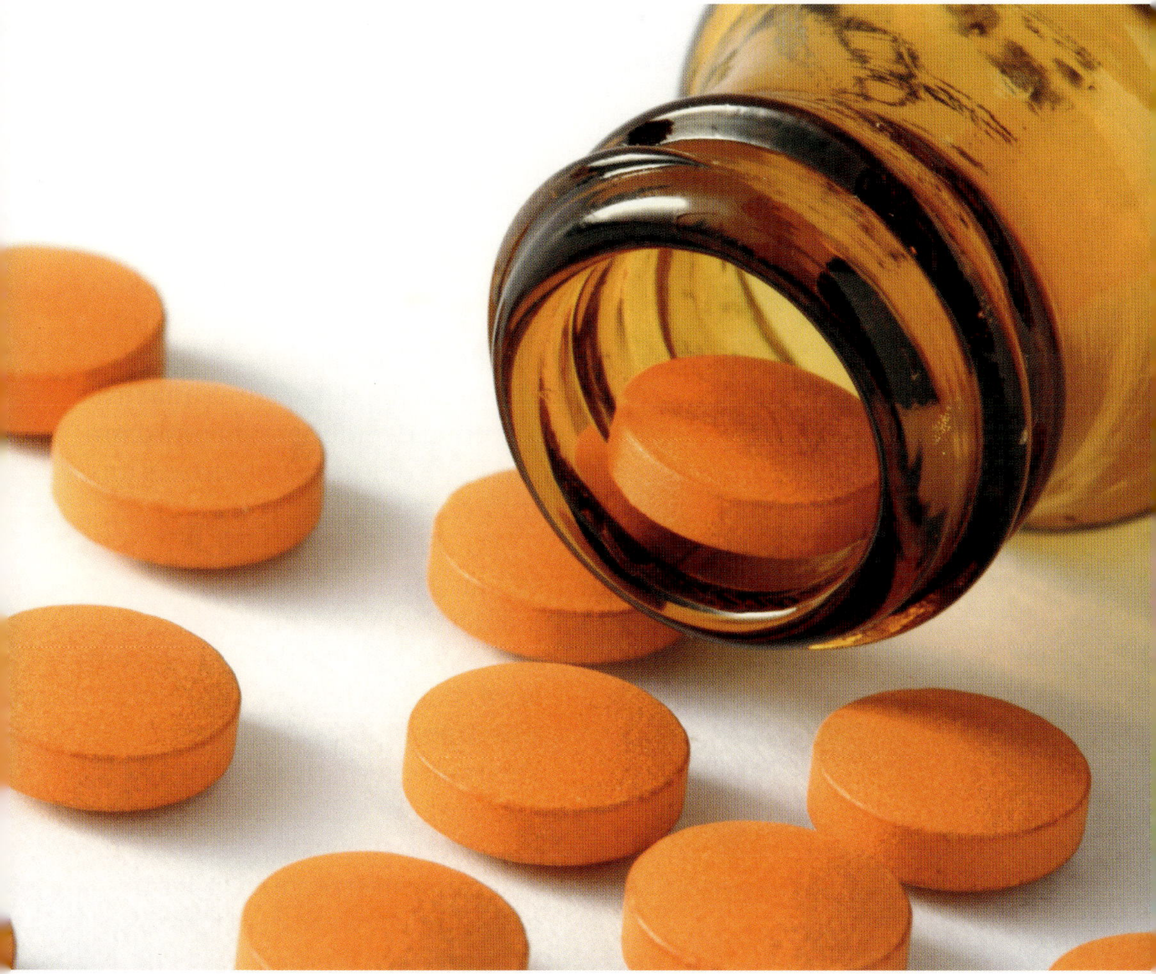

notwendig werden. Die bekannteste Methode ist das TVT-Verfahren (tension-free vaginal Tape = spannungsfreies Vaginalband). Hier wird die erschlaffte Beckenbodenmuskulatur durch Bänder ersetzt. Unter örtlicher Betäubung werden zwei kleine Hautschnitte gesetzt. Durch diese Kanäle wird ein Band gezogen,

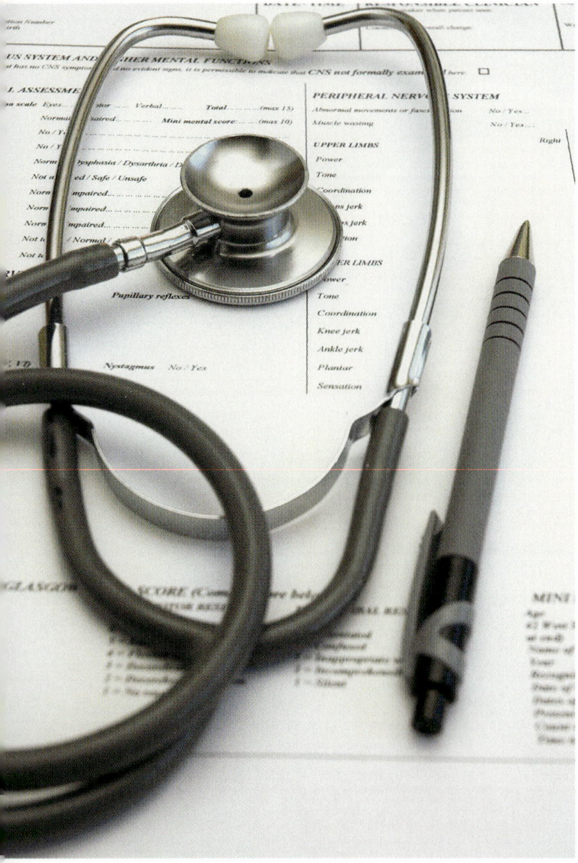

welches die Harnröhre spannungsfrei anhebt.

Das Band gibt dem mittleren Teil der Harnröhre bei Belastung Halt und verhindert den unkontrollierten Austritt von Urin. Das TVT-Verfahren sollte allerdings nur von erfahrenen Operateuren durchgeführt werden, da es zu Komplikationen kommen kann, wenn das Band beispielsweise in die Harnröhre einwächst. Patientinnen sollten sich in jedem Fall sehr ausführlich beraten lassen.

Ein anderes Verfahren bei der Behandlung von Belastungsinkontinenz ist die Implacement-Therapie (engl. Emplacement = Einbau). Hier wird die Harnröhre zunächst mit einer Creme betäubt und dann mit Hilfe eines speziellen Gels unterfüttert und verstärkt.

Das Prinzip der Gelinjektion ist seit längerem bekannt, neu ist jedoch der Wirkstoff Zuidex sowie die Art, wie das Gel injiziert wird. Das Gel besteht aus Hyaluronsäure und sogenannten Dextranomerpartikeln. Die Hyaluronsäure löst sich schrittweise im Körper auf, während die Partikel sich festsetzen und langsam vom Bindegewebe der Harnröhre umschlossen werden. Das Implantat soll rund vier Jahre halten und in dieser Zeit die Harnröhre verschließen.

Künstlicher Schließmuskel

Bei sehr starker Inkontinenz kann bei Männern ein künstlicher Schließmuskel eingesetzt werden. Er ähnelt einer Manschette und wird um die Harnröhre gelegt. Der Schließmuskel ist mit einer Flüssigkeit gefüllt und über einen Schlauch mit einer Pumpe verbunden. Von der Pumpe geht ein zweiter Schlauch in einen Ballon.

Das ganze System ist über die kleine Pumpe manuell steuerbar. Im Normalfall sorgt der Druck aus dem Ballon dafür, dass die Schließmuskelmanschette die Harnröhre verschließt. Soll die Blase entleert werden, reicht ein kurzes Drücken der Pumpe aus. Die Flüssigkeit aus der Manschette wird in den Ballon gepumpt und die Harnröhre wird frei. Innerhalb kurzer Zeit fließt die Flüssigkeit aus dem Ballon zurück in die Manschette und die Harnröhre wird wieder verschlossen. Nachteil dieser Methode: Es können sich Keime an der Manschette ablagern und Infektionen verursachen.

Urinale und Katheter

Ist die Inkontinenz nicht anders zu behandeln, können spezielle Urinauffangsysteme helfen. Für Männer gibt es die sogenannten Kondomurinale. Ähnlich einem sehr großen Kondom, werden sie über den Penis gestreift und fangen den Urin auf. Ein Klebestreifen am oberen Rand des Urinals sorgt dafür, dass das Kondom auch bei Bewegung nicht verrutschen kann. Am unteren Ende des Urinals befindet sich ein Schlauch, der in einen Beutel führt. In diesem Beutel wird der Urin gesammelt. Damit auch hier nichts verrutschen kann, wird der Beutel mit einer Manschette am Bein fixiert. Der Vorteil dieses Systems: Die Haut wird geschont, da der Urin in den Beutel abgeleitet wird. Außerdem sind Kondomurinale geruchsneutraler als Ein- oder Vorlagen. Bevor ein Urinal zum Einsatz kommt, sollten alternative Behandlungsmöglichkeiten ausgeschlossen worden sein.

Für Frauen gab es ein ähnliches System, das unter anderem zu Hautunverträglichkeiten geführt hat und nicht mehr produziert wird.

Ein Katheter sollte immer nur

eine Notlösung sein. Gerade bei einem dauerhaften Fremdkörper steigt das Infektionsrisiko. Beim Einlegen eines Harnröhrenkatheters ist die Blase spätestens nach 72 Stunden mit Bakterien besiedelt. Deshalb sollte man nur bei Entleerungsstörungen und nicht bei Inkontinenz einen Katheter legen.

Ein dauerhafter Katheter sollte nur in Ausnahmefällen, beispielsweise bei hochgradig pflegebedürftigen Personen, zum Einsatz kommen. Denn auch wenn die Katheterisierung auf den ersten Blick vielleicht praktisch oder entlastend wirken mag, für die Betroffenen bedeutet sie nicht selten eine starke seelische Belastung. Auch die Beweglichkeit ist durch den Katheter eingeschränkt. Zudem besteht ein hohes Risiko für Harnwegsinfekte.

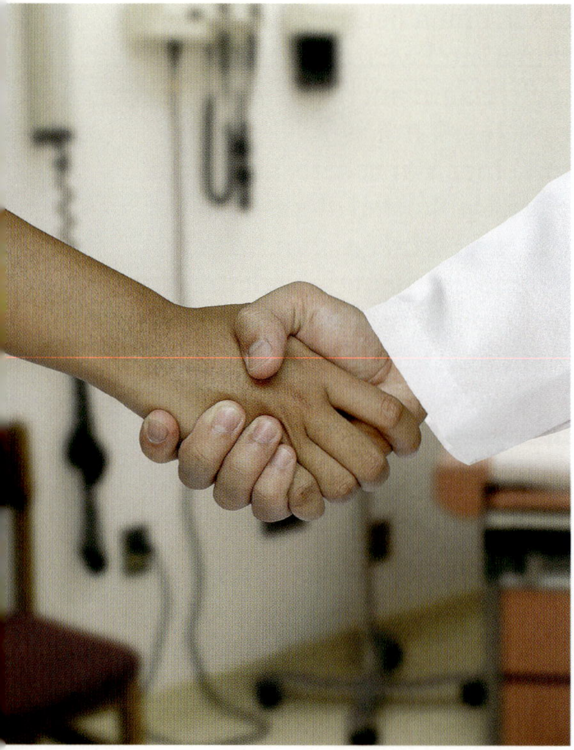

3.4 Mit Inkontinenz leben

In einigen Fällen gelingt es trotz Therapien nicht, die Inkontinenz zu heilen. Sich mit dieser Tatsache abzufinden ist schwer. Viele Betroffene fühlen sich eingeschränkt und unbeweglich. Verschiedene Produkte können aber den Alltag erleichtern, ohne dass Mitmenschen die Blasenschwäche bemerken.

Die Palette der Hilfsmittel ist groß und reicht von Vorlagen, Pants und Schutzhosen, die unter der Kleidung getragen werden, bis hin zu Matratzenauflagen. Welches Hilfsmittel das richtige ist, sollte immer individuell und zusammen mit dem Arzt entschieden werden. Als Richtlinie gilt:

Wenn möglich, immer die kleinste Variante wählen. Je größer das Produkt ist, desto mehr Urin kann es aufnehmen. Das heißt auch, es muss seltener gewechselt werden und bleibt länger in Kontakt mit der Haut. Dadurch kann es zu Hautreizungen kommen. Um diesem Problem vorzubeugen, sind alle Hilfsmittel für den einmaligen Gebrauch gedacht.

Dezent und unter der Kleidung nicht zu erkennen, sind Vorlagen. Sie passen sich dem Körper gut an und haben einen Saugkern. Diese sogenannten Superabsorber sorgen dafür, dass der Urin komplett aufgenommen wird. Die Vorlagen gibt es in unterschiedlichen Konfektionsgrößen und verschiedenen Stärken. Mithilfe eines Klebestreifen oder einer dünnen Netzhose werden sie unter der Unterhose getragen. Elastische Bündchen an den Beinen verhindern, dass die Vorlage verrutscht.

Eine Alternative sind Pants. Sie sind Vorlage und Unterhose in einem. Ihre Außenseite besteht aus Stoff, innen befindet sich dann eine Vorlage. Pants gibt es in verschiedenen Größen und Stärken.

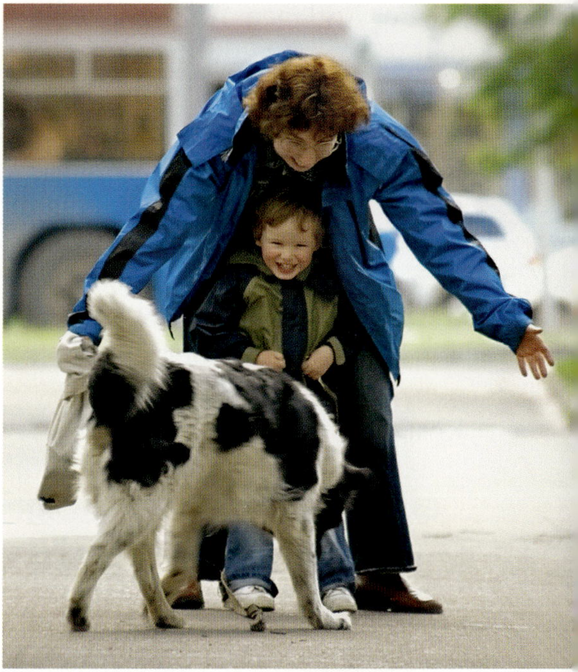

Bei schwerer Inkontinenz geben Windelhosen den Betroffenen Sicherheit im Alltag. Diese elastischen Hosen sind größer und saugfähiger als Vorlagen oder Pants.

Bettauflagen werden auf die Matratze gelegt und schützen nachts vor ungewollten Harnverlust. Die Auflagen bestehen aus zwei Materialen. Oben ist ein Zellstoff, der den Urin aufnimmt. Unten, also zur Matratze hin, ist eine Folienschicht, die verhindert, dass Urin auslaufen kann. Der Nachteil der Auflagen: Anders als bei den Vorlagen, fehlt ihnen der Superabsorber. So kann es zu Rücknässungen kommen.

Im Normalfall werden die Hilfsmittel vom Arzt verordnet. Erhältlich sind sie in Sanitätshäusern, Apotheken oder direkt beim Hersteller. Werden die Hilfsmittel vom Arzt verschrieben, übernehmen die Kassen in der Regel die Kosten.

Die optimale Kleidung

Grundsätzlich sollte Kleidung natürlich bequem sein und dem eigenen Geschmack entsprechen. Mit einigen Tricks ist das auch bei Inkontinenz kein Problem.

Werden Pants oder Vorlagen getragen, sollte die Kleidung nicht zu eng sitzen. Auch der Stoff sollte lieber etwas dicker sein, damit sich die Höschen nicht ab-

Experteninterview zu Inkontinenzprodukten

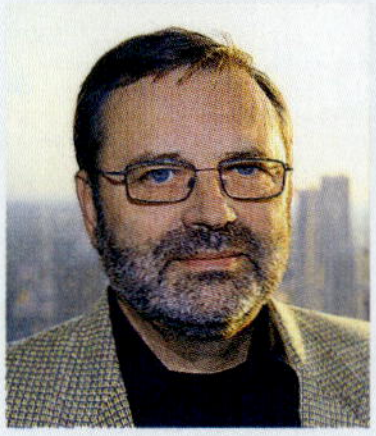

Experte: Dr. med. Hermann Josef Berberich, Facharzt für Urologie/Psychotherapie/ Umweltmedizin in Frankfurt a. M.

Wo bekomme ich Inkontinenzprodukte?
Sie bekommen die Produkte in allen Apotheken und Sanitätshäusern. Wer möchte, kann sie auch übers Internet bestellen.

Muss ich Inkontinenzprodukte selber bezahlen?
Nein, Ihr Arzt stellt Ihnen dafür ein Rezept aus.

Warum muss ich bei einigen Produkten zuzahlen?
Für die einzelnen Produkte gibt es Festpreise. Diese übernimmt die Krankenkasse. Liegt ein Preis über dem Festpreis, müssen Sie in der Regel die Differenz übernehmen. Sie können aber bei Ihrer Krankenkasse gezielt nach günstigen Produkten und Sanitätshäusern in Ihrer Nähe fragen.

zeichnen. Für Frauen sind Röcke ideal. Sie lassen Luft an den Körper und machen keine Probleme, wenn es mal schnell auf die Toilette gehen muss. Eine Alternative sind weitergeschnittene Hosen, am besten mit Gummizug am Bündchen. Für Männer, die ein Kondomurinal tragen, sind Funktionshosen aus dem Outdoorbereich praktisch. Sie haben häufig einen Reißverschluss an den Beinen, wodurch der Urinalbeutel schneller gewechselt werden kann.

Bei Unterwäsche sollte man darauf achten, dass die Unterhose eher etwas weiter sitzt, da häufig noch Vorlagen hinzukommen. Passende Höschen werden teilweise auch von den Herstellern der Hilfsmittel angeboten.

Die richtige Hautpflege

Da die Haut bei Blasenschwäche häufig in Kontakt mit Urin kommt, sollte sie besonders gepflegt werden. Am besten die Haut bei jedem Wechsel der Hilfsmittel reinigen. Dazu reicht warmes Wasser und ein mildes Waschmittel aus. Seifen sollten eher nicht verwendet werden, da sie den natürlichen Schutzmantel im Intimbereich zerstören können. Alle Hautpartien, die mit Urin in Kontakt kommen, sollten regelmäßig eingecremt werden. So wird Entzündungen vorgebeugt.

Das Eincremen ist zwar etwas zeitaufwendig, mit ein paar Tricks kann aus der täglichen Routine jedoch ein schönes Ritual werden. Man kann die Zeit im Bad z. B. als Auszeit sehen und mit ein paar Kerzen oder leiser Musik positiv nutzen.

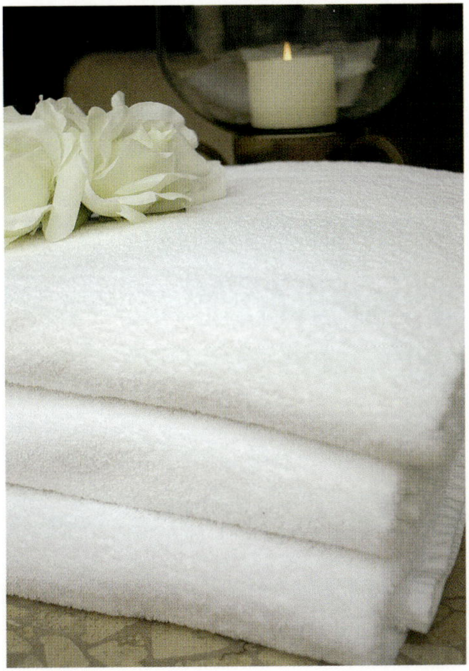

Liebe und Inkontinenz

Viele Betroffene haben Angst, mit dem Partner intim zu werden. Dabei schließen sich Sex und Inkontinenz keineswegs aus. Bei Frauen ist es sehr unwahrscheinlich, dass gerade beim Sex ungewollt Urin verloren geht. Männer können dem vorbeugen, indem sie ein Kondom benutzen. Zudem sollte die Blase vor dem Sex entleert werden. Und wer auf Nummer sicher gehen will, trinkt eine Stunde vorher nichts mehr. Sollte trotz aller Vorkehrungen doch Urin verloren gehen, leisten eine Bettauflage und Handtücher erste Hilfe.

Nach dem Geschlechtsverkehr sollten beide Partner die Blase entleeren und den Intimbereich rei-

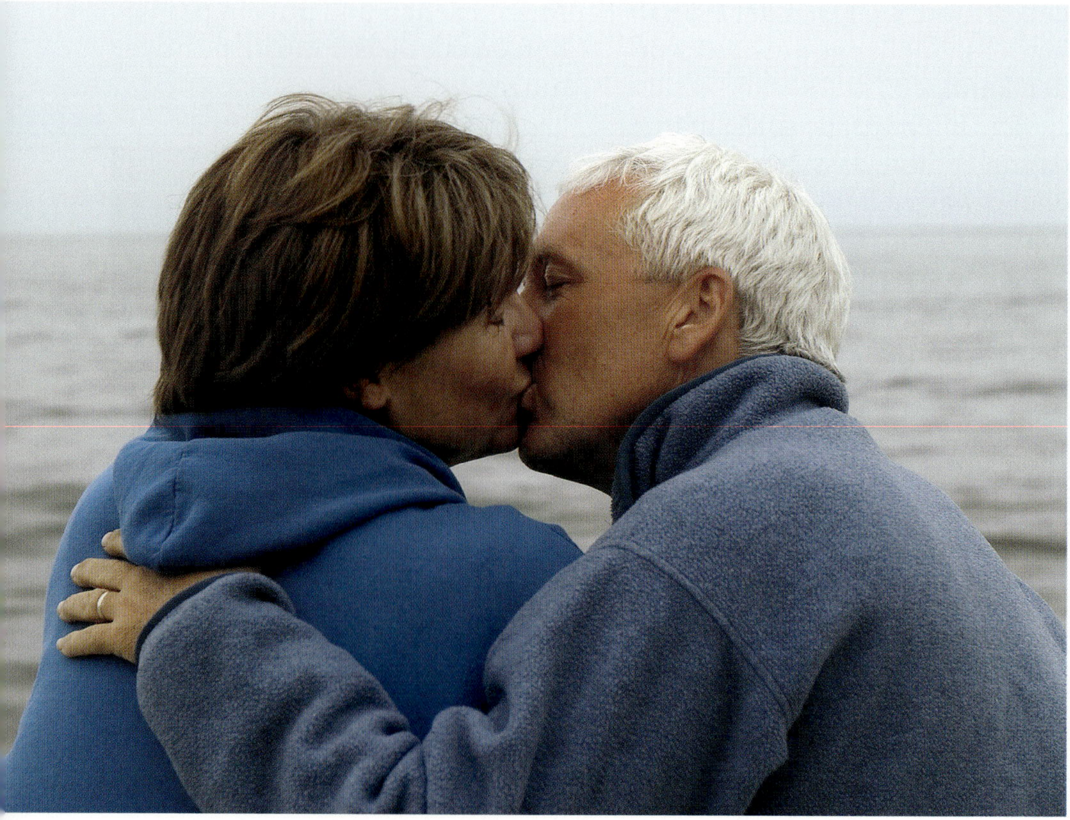

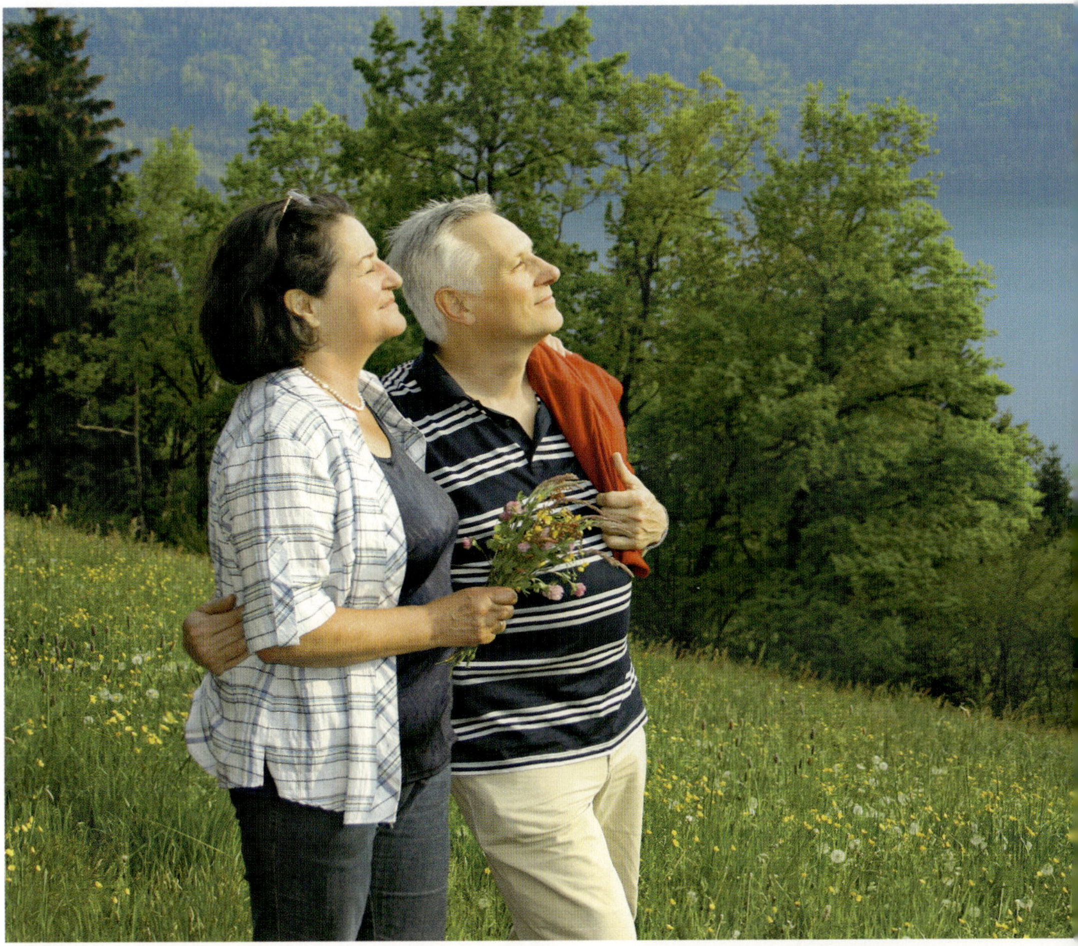

nigen. So werden Bakterien ausgespült und Infekte habe keine Chance.

Sogar mit einem Katheter ist Sex möglich. Um Komplikationen zu verhindern, sollten Betroffene allerdings vorher unbedingt mit ihrem Arzt sprechen.

Grundsätzlich ist Sex bei Blasenschwäche also kein Problem.

Sport und Freizeit

Bewegung kann sehr wichtig sein, um der Blasenschwäche entgegenzuwirken. So sollte bei Belastungsinkontinenz die Beckenbodenmuskulatur durch Beckenbodentraining gestärkt werden.

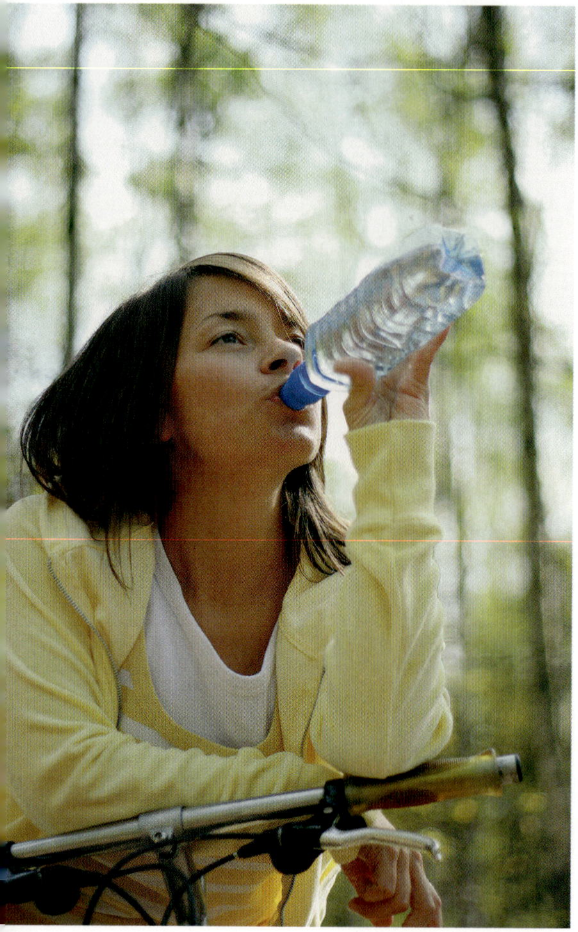

Und auch gegen andere Sportarten spricht im Prinzip nichts. Allerdings ist es sinnvoll, bei Belastungsinkontinenz auf extrem schnelle oder ruckartige Bewegungen zu verzichten. Gymnastik, Radfahren, Wandern oder Schwimmen sind aber uneingeschränkt zu empfehlen. Wer Angst hat, im Wasser ungewollt Urin zu verlieren, dem können spezielle Mittel helfen. Für Männer gibt es einen sogenannten Penoring, der wie eine Manschette um die Harnröhre gelegt wird und sie verschließt. Frauen können einen Harnröhrenstöpsel (Urethral plug) in die Harnröhre einführen und so verhindern, dass Urin austritt.

Ausflüge ins Kino und zu Freunden oder ein leckeres Abendessen im Restaurant sind mit kleinen Alltagshilfen kein Problem. Zum einen gibt es saugstarke Hilfsmittel, die unter der normalen Kleidung nicht auffallen, zum anderen gibt es an diesen Orten überall ausreichend Toiletten.

Auch ein Urlaub, sogar ins Ausland, ist mit den entsprechenden Vorkehrungen gut möglich. Um keine unliebsamen Überraschungen am Urlaubsort zu erleben, sollte man vorher abklären, ob die benötigten Hilfsmittel auch hier erhältlich sind. Wenn nicht: Unbedingt an einen Vorrat denken. Das Gleiche gilt für Hautpflegeprodukte. Wer eine bestimmte Marke vorzieht, sollte diese lieber schon zu Hause kaufen. Ist der Urlaub mit einer längeren Anreise verbunden, sind Einmalwaschlappen sinnvoll. So ist auch unterwegs eine schnelle und gründliche Reinigung möglich.

Beruf und Inkontinenz

Prinzipiell sind natürlich Beruf und Inkontinenz kein Widerspruch. Zumindest nicht, wenn einige Dinge vorher bedacht werden. So sollte man mit einer Belastungsinkontinenz nicht gerade einen Beruf ausüben, bei dem Heben oder Tragen notwendig sind.

Werden Hilfsmittel wie Vorlagen, Pants oder Windeln getragen, sollte es die Möglichkeit geben, diese unbeobachtet zu wechseln und zu entsorgen. Verpackt in einem luftdichten Plastikbeutel, können die Hilfsmittel ruhig in den WC-Mülleimer geworfen werden. Eine kleine Tasche mit den wichtigsten Utensilien – Vorlagen, Waschlappen und Hautcreme – sollte ständiger Begleiter sein.

Jeder sollte gut überlegen, ob und welche Kollegen ins Vertrauen gezogen werden können. Denn auch wenn viele Menschen das Problem Blasenschwäche tolerieren, so gibt es leider immer wieder traurige Ausnahmen.

Selbsthilfegruppen – Verständnis und Unterstützung

Garantiert verständnisvoll ist der Umgang unter Betroffenen selbst. Auch wenn es zunächst vielleicht etwas Überwindung kostet, sich einer Selbsthilfegruppe anzuschließen, die Aussprache mit und die Hilfestellungen von anderen sind es bestimmt wert. Kontaktadressen von Selbsthilfegruppen finden Sie im Anhang.

Experteninterview zum Thema Scham

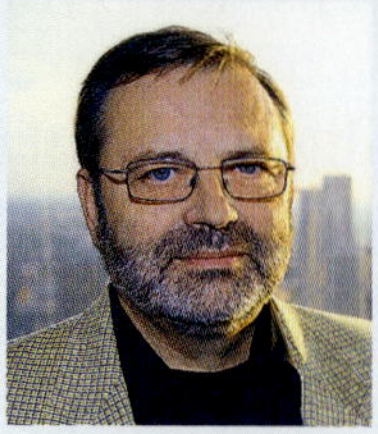

Experte: Dr. med. Hermann Josef Berberich, Facharzt für Urologie/Psychotherapie/ Umweltmedizin in Frankfurt a. M.

Inkontinenz muss kein Tabu sein!

Schätzungen zufolge leiden in Deutschland fünf bis sechs Millionen Erwachsene an Harninkontinenz. Nur ein geringer Teil sucht einen Arzt auf. Der überwiegende Teil schämt sich, offen über die Blasenschwäche zu sprechen. Warum? Die Kontrolle der Blasenfunktion ist die erste Leistung, die von uns im Kindesalter gefordert wird. Von einem Kind, das in den Kindergarten geht, wird erwartet, dass es nicht mehr in die Hose macht. Dies mag einer der zum Teil unbewussten Gründe sein, warum Betroffene Hemmungen haben, das Thema anzusprechen.

Harninkontinenz hat nicht selten den Verlust an Selbstsicherheit und sozialen Rückzug zur Folge. Man traut sich nicht mehr richtig aus dem Haus! Das muss nicht sein. Harninkontinenz ist in den meisten Fällen gut behandelbar. Konservative Behandlungsverfahren wie Beckenbodentraining oder Biofeedback (siehe Seite 89) sind vor allem im Anfangsstadium äußerst effektiv. Sowohl die Dranginkontinenz als auch leichtere Formen der Belastungsinkontinenz können mit Medikamenten behandelt werden.

In vielen Städten gibt es mittlerweile ärztliche Beratungsstellen der Deutschen Kontinenz Gesellschaft (siehe Kapitel 7). Dort berät man Sie gerne.

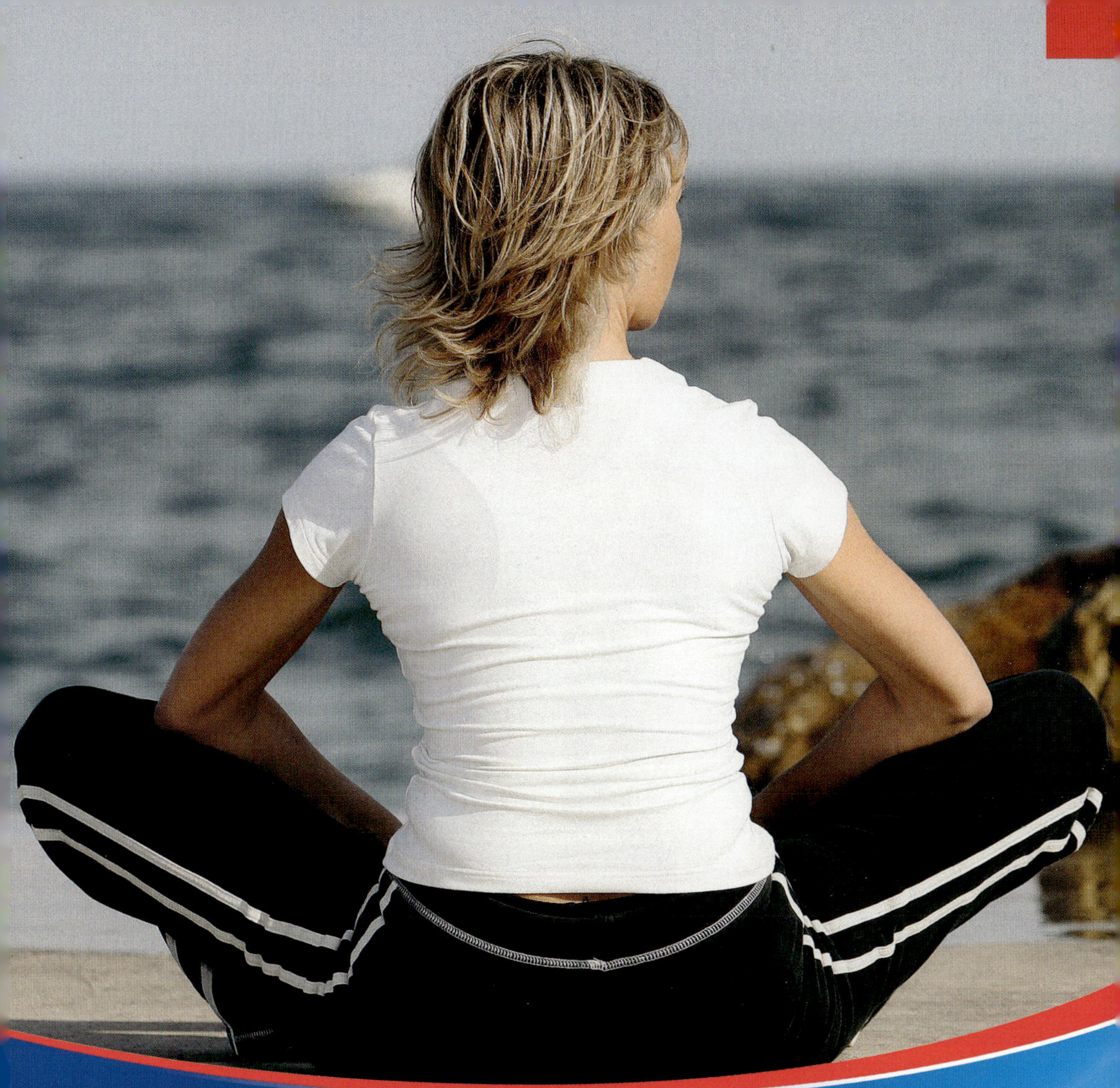

4 Beckenbodentraining – aktiv gegen Blasenschwäche

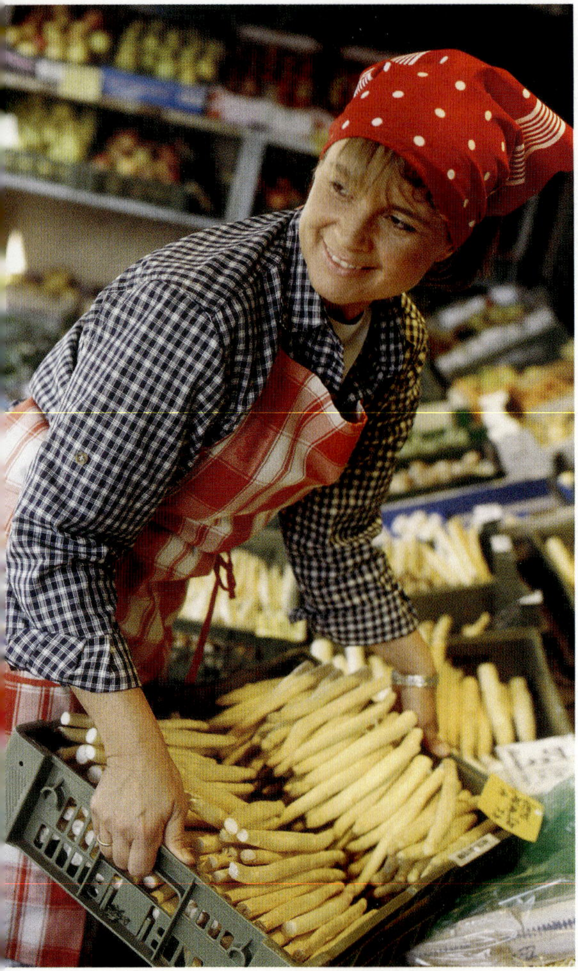

Der Beckenboden besteht aus drei verschiedenen Muskelschichten. Vom Schambein führen sie über das Steißbein bis zu den Sitzhöckern. Die Muskelschichten kann man sich wie eine dreifach gewebte Hängematte vorstellen.

Bei Frauen stützt dieses Netzwerk Gebärmutter und Blase und garantiert durch schnelles Zusammenziehen, dass Urin nicht unfreiwillig verloren geht. Der Beckenboden kann sich lockern und entspannen, das ist wichtig bei Geburten und steigert beim Sex die Lust der Frau.

Gerade bei Frauen lässt die Muskulatur des Beckenbodens häufig durch die übermäßige Dehnung während einer Geburt oder mit fortschreitendem Alter nach. Die Muskeln verlieren an Kraft und geben langsam nach. Gebärmutter und Blase senken sich ab und die Harnröhre verschließt sich nicht mehr optimal. Schon kleine Belastungen wie Heben oder Bücken können dazu führen, dass unfreiwillig Urin abgeht. Mediziner sprechen in diesem Fall von einer Belastungsinkontinenz. Durch gezieltes Beckenbodentraining kann die Belastungsinkontinenz aber gelindert und teilweise sogar geheilt werden.

Auch Männern, besonders nach einer Entfernung der Prostata, kann das Beckenbodentraining helfen, den Schließmuskel ihrer Harnröhre zu trainieren.

Häufig wird bei dieser Operation die Harnröhre geschädigt und der Schließmuskel funktioniert nicht mehr richtig. Da bei Männern der Beckenboden selbst nicht geschwächt ist, ist es für sie wichtig, dass neben der Beckenbodenmuskulatur vor allem der Schließmuskel der Harnröhre trainiert wird.

4.1 Das richtige Gefühl für den Beckenboden

Um die Muskeln des Beckenbodens gezielt zu trainieren, braucht es etwas Übung. Im Gegensatz zu anderen Muskeln, zum Beispiel im Arm, kann man die Anspannung des Beckenbodens nur fühlen aber nicht sehen. Um ein Gefühl für den Beckenboden zu bekommen, sollten die Übungen zuerst immer unter Anleitung eines Arztes oder Physiotherapeuten stattfinden. Er kann dabei helfen, das richtige Gespür für den Beckenboden zu entwickeln.

Frauen können ihren Beckenboden über die Scheide mit Hilfe ihrer Finger ertasten. Dazu werden zwei Finger vorsichtig in die Scheide eingeführt. Wird die Muskulatur angespannt, werden die Finger von den Muskeln umfasst und zusammengedrückt.

Männer können das Anspannen der Beckenbodenmuskulatur ertasten, indem sie einen Finger zwischen After und Peniswurzel legen. Wird dann der Beckenboden angespannt, schiebt sich der Hoden etwas hoch.

Eine andere Möglichkeit, um ein Gefühl für die Beckenbodenmuskulatur zu bekommen: Einfach beim Wasserlassen den Urinstrahl unterbrechen. Beim Zusammenziehen heben sich die Muskeln spürbar nach oben. Ganz wichtig hierbei: Regelmäßig ein- und auszuatmen und erst beim Ausatmen die Muskulatur anspannen. Diese Übung sollte nicht regelmäßig durchgeführt werden, da sich sonst eine Reizblase entwickeln könnte. Ein kurzes, einmaliges Ausprobieren ist aber unbedenklich.

4.2 Beckenbodentraining für Frauen

Jeder Muskel, der geschwächt ist, kann durch gezieltes Training wieder aufgebaut werden. Das gilt selbstverständlich auch für die

Beckenbodenmuskulatur. Beim Beckenbodentraining wird die Muskulatur des Beckenbodens in verschiedenen Übungen bewusst angespannt und entspannt. Zu Beginn des Trainings kann es sein, dass die Muskeln kaum oder gar nicht zu spüren sind. Das ist vollkommen normal und Sie sollten sich davon nicht entmutigen lassen. Doch schon nach wenigen Trainingstagen treten in der Regel die ersten Veränderungen auf. Für einen langfristigen Erfolg sollte täglich, mindestens aber drei bis vier Mal die Woche trainiert werden.

Die Übungen sollten nie unter Zeitdruck ausgeführt werden, sondern das Training sollte immer als Zeit der Entspannung und Ruhe genutzt werden.

Spezielle Beckenbodenkurse werden von den Krankenkassen, Volkshochschulen und vielen Fitnessstudios angeboten. Die Kurse sollten unter professioneller Anleitung stattfinden, was gerade für Anfängerinnen wichtig ist. Wer sich nicht sicher ist, sollte sich nicht davor scheuen nach der Ausbildung der Trainer zu fragen.

Übungen im Liegen

Füße aufstellen

Da die Übung im Liegen stattfindet, ist eine bequeme, aber nicht zu weiche Unterlage wichtig. Ideal sind Gymnastikmatten.

Legen Sie sich auf den Rücken. Die Beine hüftbreit anwinkeln und die Füße entspannt auf den Boden stellen. Atmen Sie ruhig ein und aus. Beim Ausatmen die Muskulatur anspannen. Dazu die Scheide nach innen ziehen. In etwa so, als wollten Sie Urin zurückhalten. Die Bauch- und Pomuskeln immer locker lassen und niemals pressen. Beim Einatmen auch den Beckenboden entspannen.

Um festzustellen, ob die Muskeln tatsächlich locker sind, kann es helfen, die Hände auf den Bauch oder die Handinnenflächen unter den Po zu legen.

Das Anspannen sollte rund fünf Sekunden dauern. Dann sollte doppelt so lange, also für etwa zehn Sekunden, die Muskulatur entspannt werden. In diesem Rhythmus sollte die Übung 10 bis 15 Mal wiederholt werden.

Po-Heben

Legen Sie sich auf den Rücken. Die Beine sind überkreuzt und zeigen wie eine Kerze senkrecht in die Luft. Damit gleicht die Figur einem L. Die Hände liegen neben dem Körper mit den Handinnenflächen nach unten. Dann werden die Bauchmuskeln angespannt und der Po angehoben. Diese Übung trainiert besonders Becken- und Bauchmuskulatur.

Diese Variante des Po-Hebens stärkt die Pomuskeln und damit auch die Wirbelsäule: Legen Sie sich flach und entspannt auf den Rücken. Die Beine stehen hüftbreit auseinander, die Fußsohlen stehen auf dem Boden. Die Hände liegen neben dem Körper mit den Handinnenflächen nach unten. Dann den Po langsam anheben. Damit der Rücken nicht ins Hohlkreuz gerät, sollten Bauch, Oberschenkel und der Rücken eine Linie bilden. Beim Hochdrücken den Po fest anspannen.

Mit dem Gymnastikball

Bei dieser Übung legen Sie sich flach auf den Boden. Damit Sie es bequem haben, einfach eine Gymnastikmatte unterlegen. Die Beine werden jetzt auf den Gymnastikball gelegt. Dann ruhig ein- und ausatmen. So wird der Beckenboden bewusst entspannt. Nach der Entspannungsphase können Sie langsam die Beckenbodenmuskulatur anspannen. Dazu die Scheide in Gedanken nach innen ziehen.

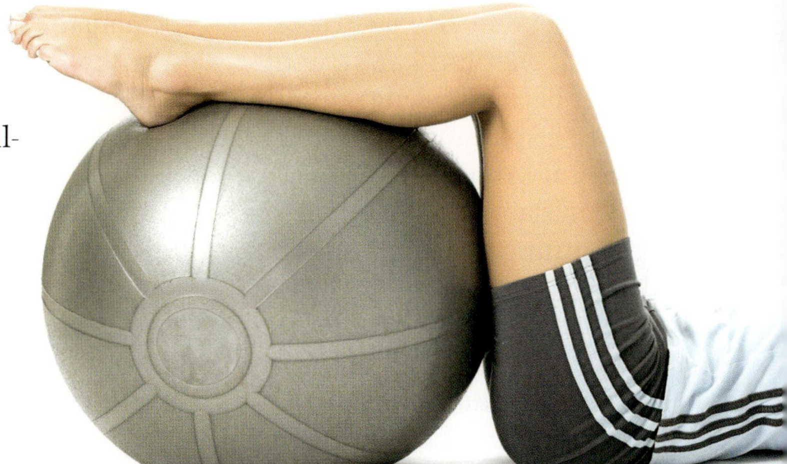

Übungen im Sitzen

Auf dem Stuhl

Setzen Sie sich gerade auf einen relativ harten Stuhl. Wichtig ist, dass er keine Polster hat. Die Beine stehen hüftbreit auseinander. Der Po ruht auf dem vorderen Teil der Sitzfläche, der Rücken macht ein leichtes Hohlkreuz – so können Sie Ihre Sitzhöcker gut spüren. Die Hände können zur Kontrolle auf dem Bauch und unter dem Po liegen. Dann ruhig ein- und ausatmen.

Beim Ausatmen versuchen, die Scheide nach innen zu ziehen. Stellen Sie sich vor, Sie würden versuchen ein dünnes Tuch aufzuheben. Auch bei dieser Übung sollen Po und Bauch nicht angespannt werden. Bewegen sie sich gar nicht oder nur kaum, wird nur der Beckenboden trainiert.

Die Anspannung sollte für etwa fünf Sekunden gehalten werden. Dabei immer an die richtige Atmung denken. Dann die Muskeln auslockern und für mindestens zehn Sekunden entspannen. Im gleichen Rhythmus können Sie rund zehn Wiederholungen durchführen. Diese Übung können Sie selbstverständlich auch auf einem Gymnastikball durchführen. Auf dem Ball sollte man bequem sitzen können, die Knie im rechten Winkel gebeugt.

Im Schneidersitz

Die nächste Übung findet im Schneidersitz statt. Die Beine im Sitzen überschlagen und den Beckenboden anspannen. Die Spannung kurz halten und langsam entspannen. Auch hier gilt: Beim Ausatmen die Muskeln anspannen und beim Einatmen entspannen.

Die Übung sollte mehrmals täglich durchgeführt werden. Mit einigem Training kann sie bis zu zehn Mal wiederholt werden.

Übung im Stehen

Stellen Sie sich gerade hin. Die Beine stehen etwa hüftbreit auseinander. Dann versuchen Sie, die Scheide nach innen zu ziehen. Hilfreich ist es bei dieser Übung, die Hände auf den Po zu legen. So lässt sich kontrollieren, dass die Muskeln hier nicht angespannt werden. Beim Anspannen des Beckenbodens immer ruhig ausatmen.

Experteninterview zum Beckenbodentraining

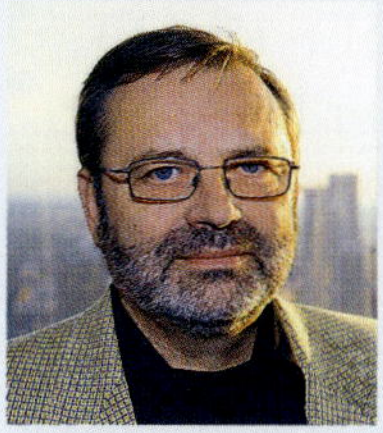

Experte: Dr. med. Hermann Josef Berberich, Facharzt für Urologie/Psychotherapie/ Umweltmedizin in Frankfurt a. M.

Muss ich das Beckenbodentraining ein Leben lang durchführen?
Wenn Sie mit der Beckenbodengymnastik beginnen, wird das Training anfänglich sicherlich intensiver sein müssen. Später können Sie dann auf ein „Erhaltungsniveau" heruntergehen und dieses ein Leben lang beibehalten. Am besten ist es, wenn es Ihnen gelingt, bestimmte Übungen in den Alltag einzubauen. Arbeiten Sie zum Beispiel in einem Büro, können Sie das Telefonklingeln jedes Mal zum Anlass nehmen, die Gesäßmuskulatur kurz anzuheben. Nach kurzer Zeit wird es Ihnen in Fleisch und Blut übergehen wie das Kuppeln und Schalten beim Autofahren. Vermeiden Sie auf jeden Fall Verkrampfungen, da diese zu einer Übersäuerung der Muskulatur, also einem Muskelkater und zu chronischen Beckenbodenverspannungen führen können. Ideal ist es, wenn Sie zusätzlich zum Beckenbodentraining ein Entspannungsverfahren, wie etwa Autogenes Training oder Progressive Muskelentspannung erlernen.

Wie kann ich Trainingserfolge am besten kontrollieren?
Ihren Trainingserfolg können Sie ganz leicht überprüfen. Suchen Sie in größeren Abständen mit einer gut gefüllten Blase Ihr Badezimmer auf, breiten Sie etwas saugfähiges Papier, beispielsweise Küchenkrepp, auf dem Fußboden aus. Stellen Sie sich darauf, gehen Sie in die Hocke und husten Sie mehrmals in dieser Körperhaltung. Je geringer die Anzahl und die Größe der Flecken auf dem Papier sind, desto größer ist der erreichte Behandlungserfolg.

Für unterwegs

Wichtig für einen Erfolg ist, wie bei jedem anderen Training auch, die tägliche Übung. Der Vorteil am Beckenbodentraining ist, dass sogar beim Autofahren, beim Telefonieren oder in kurzen Pausen schnell und unbemerkt trainiert werden kann. Dazu setzen Sie sich einfach gerade hin und versuchen die Scheide nach innen zu ziehen. Diese Übung funktioniert selbstverständlich auch im Stehen.

4.3 Kontinenztraining für Männer

Männern kann ein gezieltes Muskeltraining helfen, wenn der Schließmuskel der Harnröhre nicht mehr richtig funktioniert. Deshalb unterscheidet sich das Training für Männer etwas vom Beckenbodentraining der Frau.

Männer müssen weniger ihren Beckenboden, sondern vielmehr den Schließmuskel der Harnröhre trainieren. Um ein Gefühl für den Schließmuskel zu bekommen, kann eine bewusste Unterbrechung beim Wasserlassen helfen. Deshalb ist diese Methode auch weniger als Übung, sondern als Hilfestellung gedacht. Um zu kontrollieren, ob der Beckenboden tatsächlich angespannt wird, einfach eine Hand zwischen Brust und Bauch legen.

Bei allen Übungen ist es wichtig, auf die nötigen Entspannungspausen zu achten. Damit sich der Schließmuskel erholen kann, sollte die Pause immer doppelt so lange wie die Anspannungsphase sein. Auch sollten Sie auf das regelmäßige Ein- und Ausatmen achten.

Übungen im Liegen

Für diese Übung legen Sie sich flach auf den Rücken. Die Beine sind ausgestreckt. Die Innenflächen der Hände werden unter den Po geschoben. So können Sie gut überprüfen, ob Sie die richtigen Muskeln anspannen. Dann tun Sie so, als ob Sie einen starken Harndrang unterdrücken müssten. Dabei soll die Pomuskulatur nicht angespannt werden. Die Übung kann mehrfach wiederholt werden. Die Entspannungsphasen sollten immer doppelt so lange andauern wie die Trainingsphasen.

Eine Variante der Übung ist das abwechselnde Anspannen von Po und Harnröhrenschließmuskel. Wichtig ist bei dieser Übung, nicht den Bauch anzuspannen. Mit der Hand auf dem Bauch lässt sich aber gut kontrollieren, welche Muskeln aktiv sind.

Übung im Stehen

Die Füße etwa hüftbreit auseinander stellen und den Schließmuskel anspannen. Dann das Körpergewicht von einem Fuß auf den anderen verlagern. Die Spannung im Schließmuskel sollte während der Übung gehalten werden. Lassen Sie sich nicht entmutigen, wenn der Erfolg sich nicht sofort einstellt. Denn wie jeder andere Muskel, braucht auch der Schließmuskel regelmäßige Trainingseinheiten, um aufgebaut zu werden.

Übungen im Alltag

Gerade für Männer nach einer Prostataoperation ist es wichtig, das Training in den Alltag zu integrieren. Denn bei Tätigkeiten wie Heben oder Bücken ruht ein enormer Druck auf der Harnröhre beziehungsweise dem Schließmuskel.

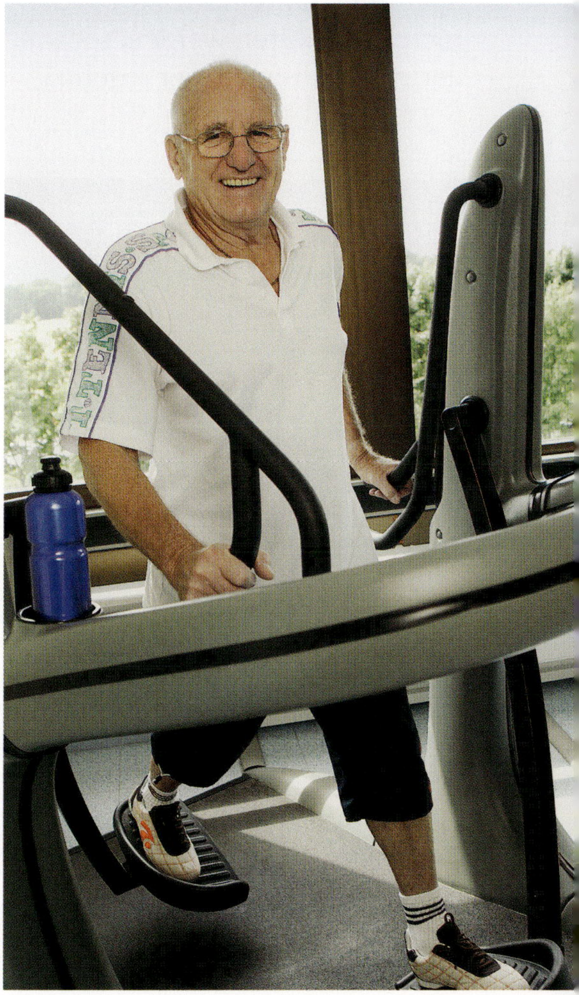

Aufstehen
Als Einstiegsübung eignet es sich besonders, das Aufstehen zu üben. Dazu setzen Sie sich gerade auf einen Stuhl. Im Sitzen den Harnröhrenschließmuskel anspannen. Dann langsam aufstehen und die Spannung halten. Die Luft sollte nicht angehalten werden, sondern Sie sollten immer regelmäßig ein- und ausatmen.

Aufheben
Besonders bücken oder Dinge vom Boden aufzuheben, bereitet vielen Männern nach einer Prostataoperation Schwierigkeiten. Häufig geht hier ungewollt Urin verloren. Mit einigem Training kann es aber gelingen, den Schließmuskel der Harnröhre zu stärken. Zunächst wird dazu der Schließmuskel angespannt.

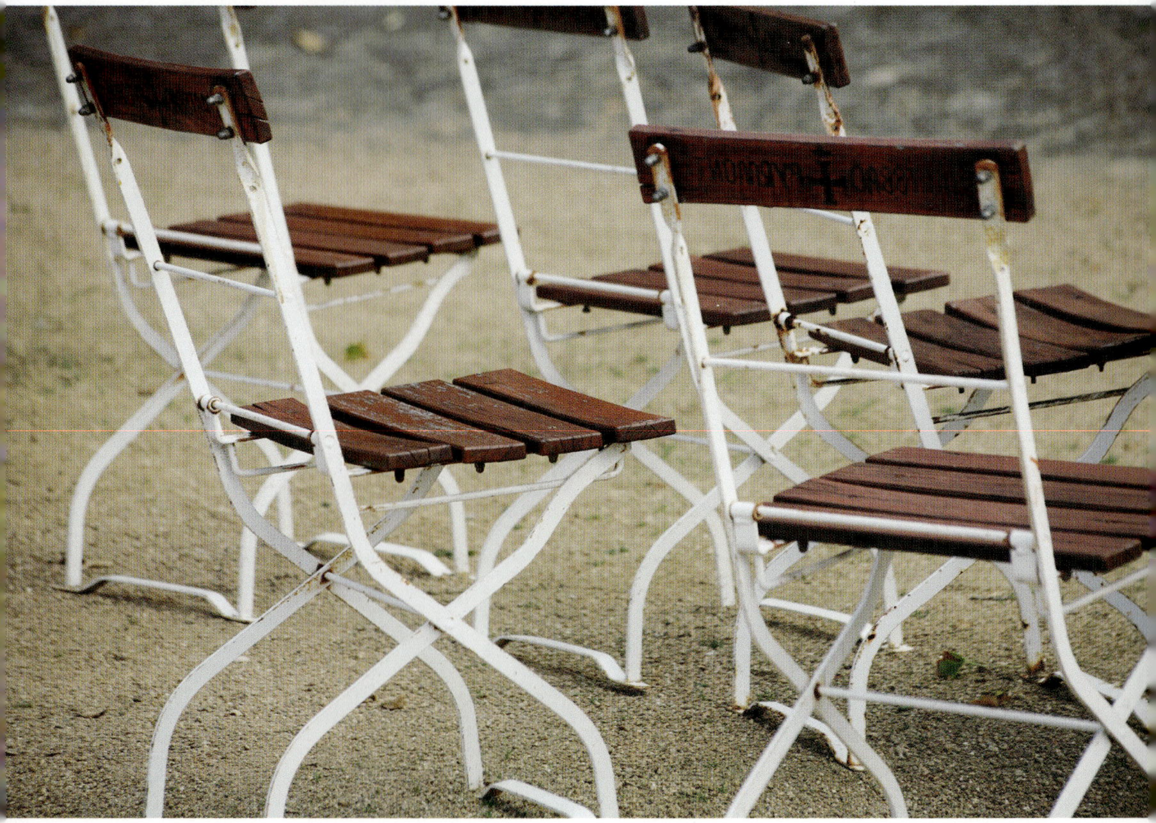

Dann beugen Sie mit geradem Rücken die Knie, bücken sich und heben einen Gegenstand vom Boden auf. Das regelmäßige Ein- und Ausatmen dabei nicht vergessen.

4.4 Was bringen Biofeedback, Elektrostimulation und die Rüttelplatte?

Wird ein Muskel angespannt, entsteht dabei eine elektrische Spannung. Diese Spannung kann sichtbar oder hörbar gemacht werden. Dazu werden spezielle Elektroden, sie ähneln großen Zäpfchen, in die Scheide oder den After eingeführt. Diese kleinen Sensoren messen die elektrische Spannung der Muskeln und geben sie an ein Messgerät weiter. Dieses verarbeitet die Daten dann in optische oder akustische Signale, sodass Arzt und Patient Anspannung und Entspannung der Muskeln verfolgen können und eine Rückmeldung, englisch Feedback, erhalten.

Durch die unmittelbare Rückmeldung ist das Biofeedbackverfahren vor allem bei Patienten sinnvoll, die Schwierigkeiten damit haben, den Beckenboden beziehungsweise den Schließmuskel bewusst anzuspannen. Mit Hilfe des Biofeedbacks sollen die Bereiche einfacher und zielgerichteter trainiert werden. Einziger Wermutstropfen: Bei Männern kann, bedingt durch die anatomische Nähe, nicht nur die Aktivität des Harnröhrenschließmuskels angezeigt werden, sondern auch die des Afters. Die Ergebnisse können also täuschen.

Bei der Elektrostimulation werden, im Unterschied zum Biofeedbackverfahren, die Beckenbodenmuskulatur bzw. Harnröhrenschließmuskeln aktiv angeregt. Auch hier werden kleine Sonden in die Scheide oder den After eingeführt. Im Körper geben sie niedrigen elektrischen Strom ab. Dadurch werden die Nerven- oder Muskelzellen gereizt. Das Verfahren eignet sich besonders dann, wenn die Muskeln nicht bewusst angespannt werden können. Ziel dieser Therapie ist es, die Muskulatur und die Wahrnehmung für den eigenen Körper zu stärken.

Eine relativ neue Methode ist das Rüttel- oder Vibrationstraining. Dabei steht man auf einer

Platte, die von einem Elektromotor bewegt wird. Durch die Vibrationen ziehen sich die Muskeln zusammen, um den Körper in der Balance zu halten. Auch der Beckenboden kann so trainiert werden. Die Übungen auf der Rüttelplatte finden immer unter Anleitung eines Arztes oder Physiotherapeuten statt.

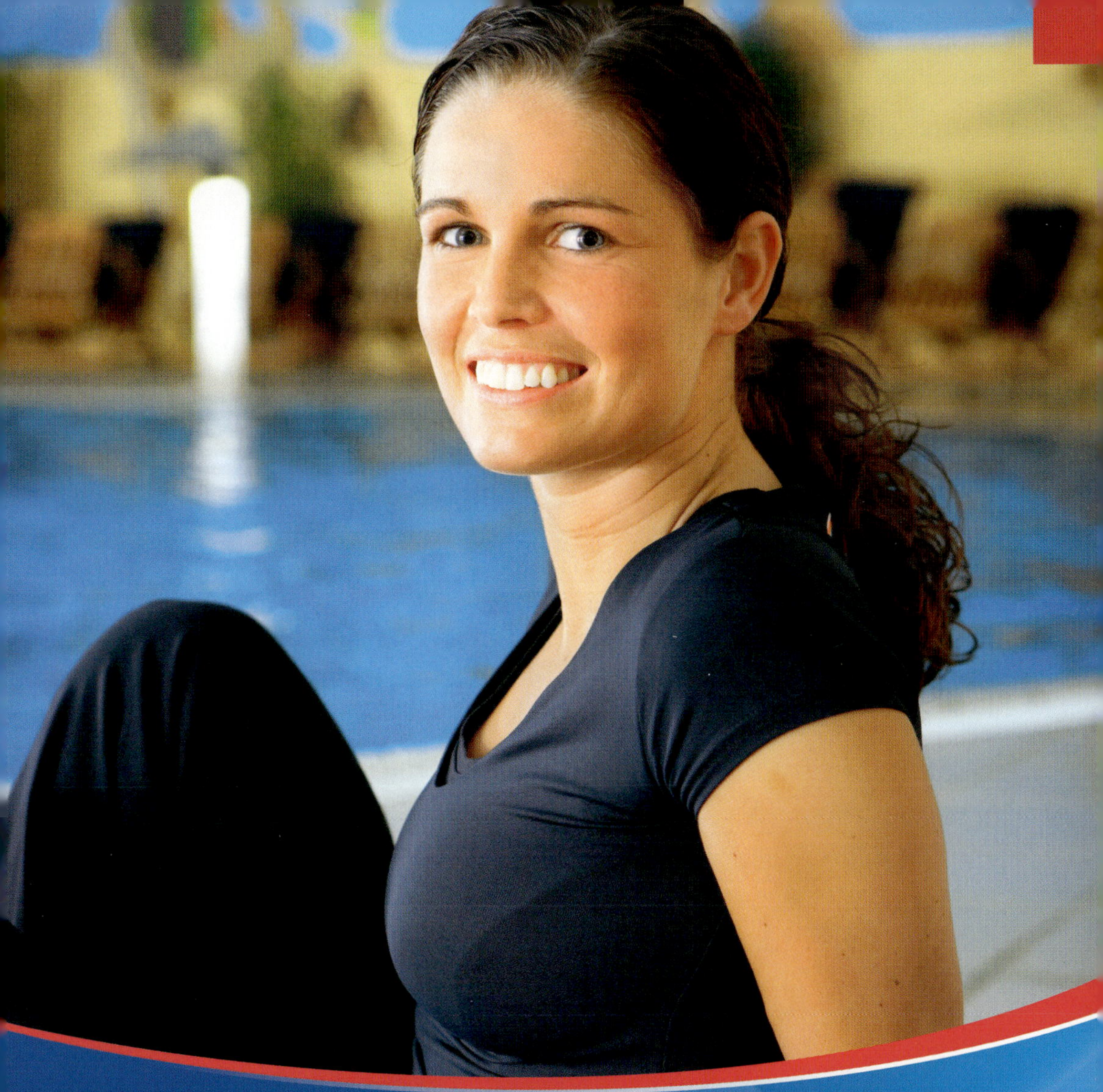

5 Blasenschwäche – vorbeugen statt behandeln

Grundsätzlich gilt: Inkontinenz kann gut vorgebeugt werden. Durch regelmäßige körperliche Bewegung, gezieltes Muskeltraining, gesunde Ernährung und Normalgewicht kann die Blasenfunktion bis ins hohe Alter erhalten werden. Und selbst im Alter kann bei frühzeitigem Erkennen Inkontinenz deutlich verbessert bzw. geheilt werden.

Schlechte Gewohnheiten beim Gang auf die Toilette können weitreichende Folgen haben. Manchmal haben wir schon als Kinder gelernt, nur zu Hause auf die Toilette zu gehen und den Urin so lange zurückzuhalten. Andere gehen dagegen ständig zur Toilette. Es ist wichtig, diese schlechten Angewohnheiten zu ändern, um die normale Blasen-

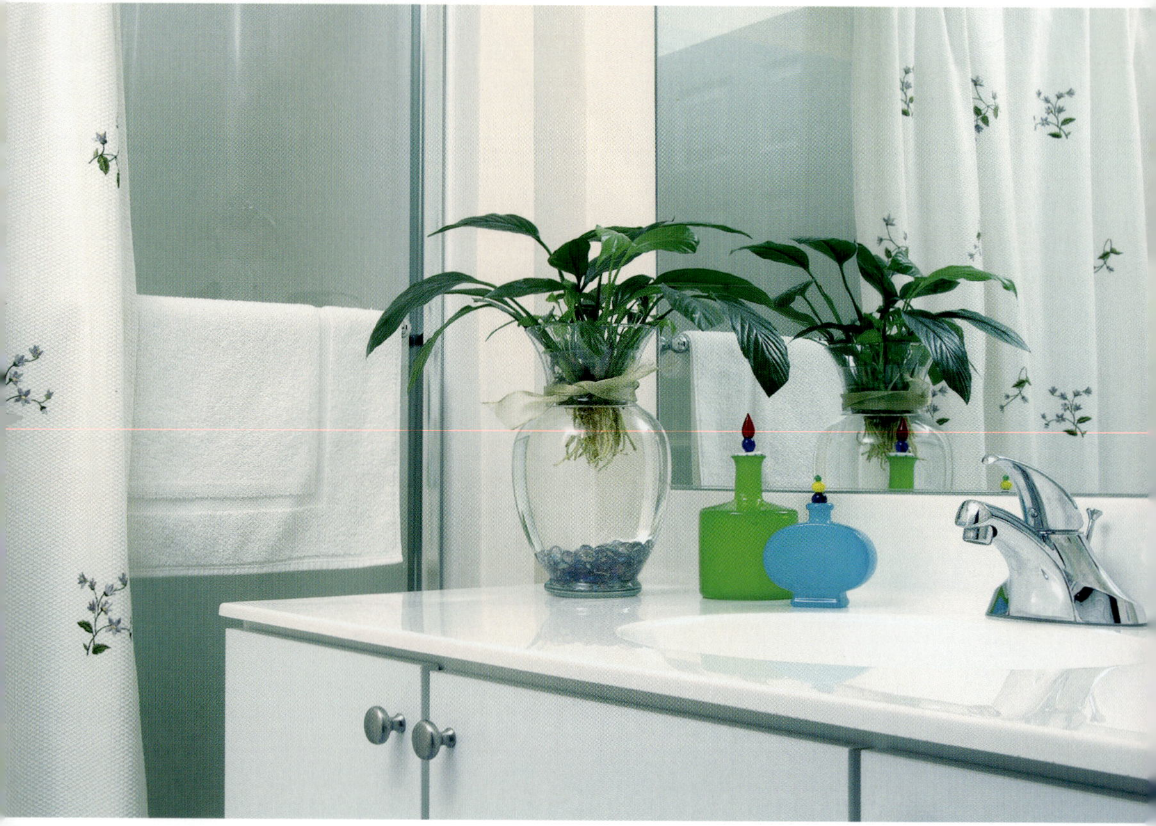

funktion so lange wie möglich zu erhalten.

Dafür ist aber vor allem für ältere oder gebrechlichere Menschen auch die Ausstattung des Badezimmers beziehungsweise der Toilette wichtig. Ist der Raum so eingerichtet, dass die Toilette leicht zu erreichen ist? Oder versperren womöglich Gegenstände den Weg?

Im Badezimmer angekommen, können Hilfsmittel, wie an der Wand angebrachte Griffe, das Hinsetzen und Aufstehen erleichtern. Gleiches gilt für erhöhte Toilettensitze.

Als nächstes sollte das Badezimmer auch im Dunkeln sicher und schnell zu finden sein. Hier können kleine Leuchten helfen, die einfach in die Steckdosen gesteckt werden.

Trotz Blasenschwäche sollte man immer genügend trinken. Viele Betroffene glauben, wenn sie weniger Flüssigkeit zu sich nehmen, würde sich die Blasenschwäche bessern. Das Gegenteil ist aber der Fall. Je weniger wir trinken, desto höher ist die Wahrscheinlichkeit von Blaseninfekten. Schädliche Bakterien werden seltener mit dem Urin ausgeschwemmt und können sich leichter in den Harnwegen ansammeln und vermehren. Um das zu verhindern, mindestens zwei Liter Flüssigkeit pro Tag zu sich nehmen. Optimal sind Wasser oder mit Wasser verdünnte Obstsäfte. Anders als Kaffee oder Alkohol sind sie weder harntreibend, noch entziehen sie dem Körper Wasser.

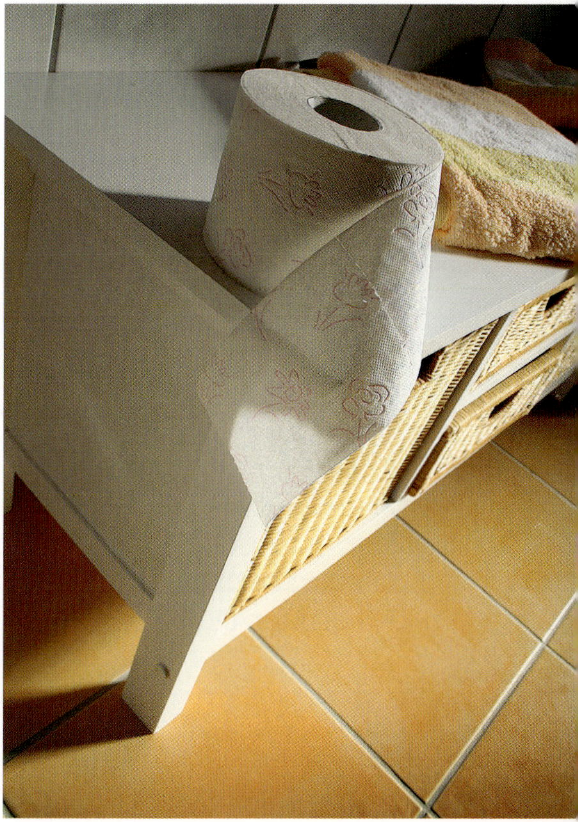

Inkontinenz kann durch regelmäßige körperliche Bewegung vorgebeugt werden. Ausdauersportarten wie Walken, Radfahren oder Schwimmen sind gelenkschonend und können nahezu überall ausgeübt werden. Für ein optimales Trainingsergebnis, sollte zwei bis drei Mal wöchentlich 45 Minuten trainiert werden. Um Infekten vorzubeugen, sollten vor allem die Füße und die Blase immer warm verpackt sein. Wer sein Immunsystem stärken will, kann wechselwarm duschen, kalt-warme Kneippgüsse anwenden oder in die Sauna gehen. Ein Guss nach Kneipp beginnt immer mit der herzfernen, also der rechten Seite. Um das Herz zu schonen, sollte diese Reihenfolge unbedingt eingehalten werden. Der typische Knieguss beginnt bei den Zehen und geht außen bis zum Knie. Dann langsam den Wasserstrahl über die Innenseite des Beines zurückführen.

Auch starkes Übergewicht ist ein Risikofaktor. Durch das Übergewicht wird der Druck im Bauchraum erhöht, die Belastung auf den Beckenboden verstärkt und Inkontinenz kann die Folge sein. Eine Gewichtsreduktion sollte unbedingt angestrebt werden.

service:**gesundheit** **info**

Die wichtigsten Regeln

Regel Nummer 1: Die Blase sollte in regelmäßigen Abständen entleert werden. Als Faustregel gilt, sieben bis neun Mal täglich, je nachdem wie viel man trinkt.
Regel Nummer 2: Sich Zeit auf der Toilette lassen und richtig hinsetzen. Die Toilette sollte nie ein Ort sein, an dem man sich beeilt.
Regel Nummer 3: Beim Wasserlassen niemals pressen. Auch wenn es etwas länger dauern sollte, Geduld haben und den Urin laufen lassen.
Regel Nummer 4: Die Blase immer vollständig entleeren. Also, kein Stress, sondern besser der Blase die benötigte Zeit zugestehen.

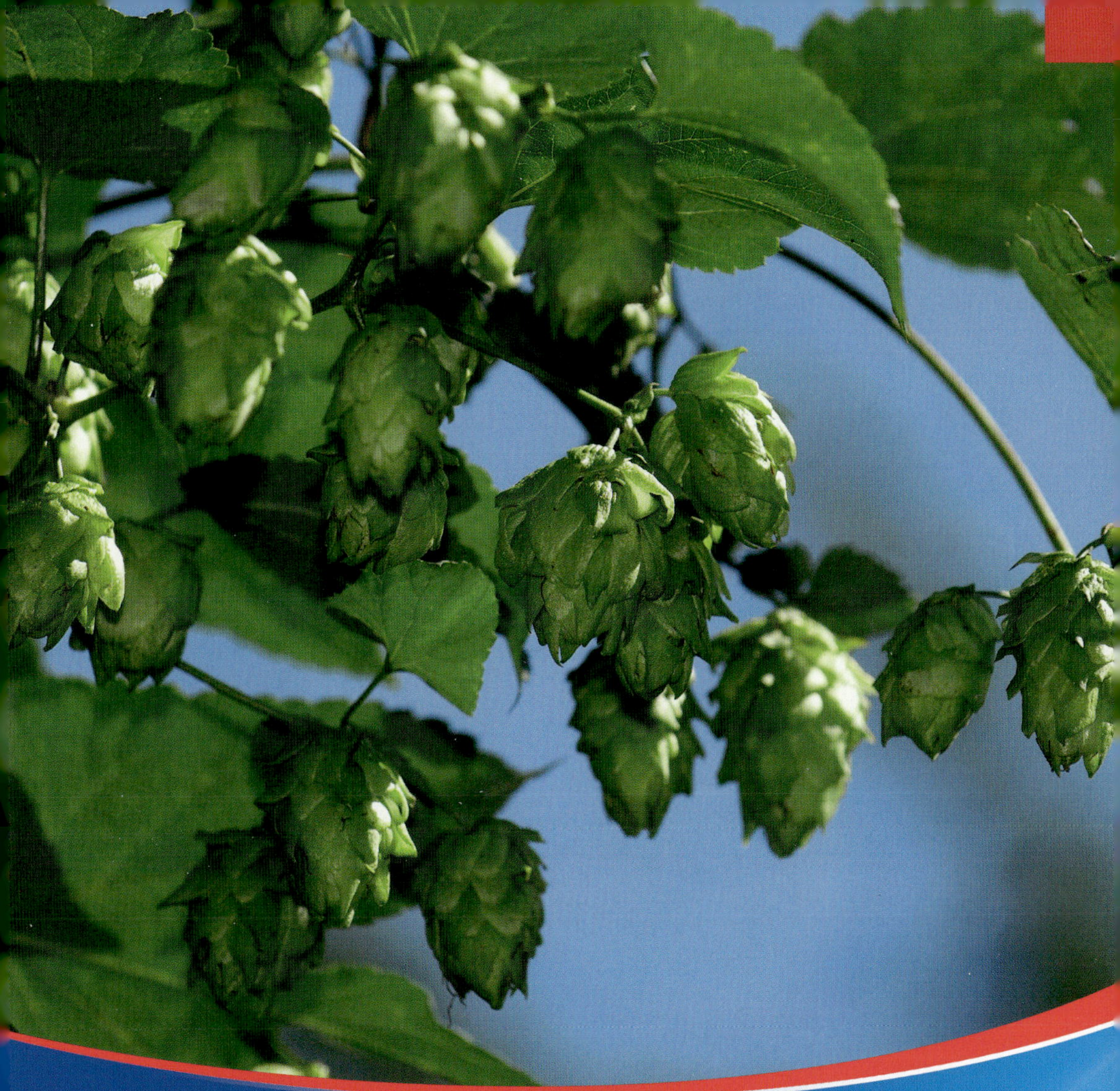

6 Pflanzliche Heilmittel – gesunde Delikatessen

Ob frisch, getrocknet oder als Tee: Kräuter sind aus unserer Küche nicht wegzudenken. Sie sind gesund und verleihen dem Essen erst die besondere Note. Seit Jahrtausenden ist die heilsame Wirkung von Pflanzen bekannt. Die Klostermedizin schuf die Grundlagen der modernen Medizin, Jahrhunderte lang war allein sie es, die die medizinische Versorgung der Menschen übernahm.

Unter den Pflanzen bilden die Arzneipflanzen mit etwa 12.000 Arten den größten Anteil der Nutzpflanzen. Ihre Zusammensetzung ist von Pflanzenart zu Pflanzenart unterschiedlich. Die Wirkstoffe geben den Kräutern den charakteristischen Geruch und enthalten gleichzeitig die medizinisch wirksamen Bestandteile.

service:gesundheit info

Kräuter – wohltuend für Blase und Nieren

Ätherische Öle: Wirken unter anderem keimtötend. Beispiele: Hopfen, Johanniskraut, Schafgarbe und Wacholder.
Gerbstoffe: Sind geeignet bei Entzündungen. Beispiele: Hopfen, Preiselbeere.
Flavonoide: Sind sogenannte sekundäre Pflanzenstoffe. Flavonoide können das Wachstum von Bakterien hemmen. Und beeinflussen das Immunsystem positiv. Beispiele: Ackerschachtelhalm, Bärentraube, Goldrute, Löwenzahn und Petersilie.
Saponine: Sind sogenannte sekundäre Pflanzenstoffe. Sie schmecken häufig bitter und wirken unter anderem entwässernd. Beispiele: Ackerschachtelhalm, Birke, Goldrute, Heidekraut.
Vitamin C: Stärkt die körpereigenen Abwehrkräfte. Beispiele: Petersilie, Preiselbeere.

Wirksame Hilfe aus der grünen Apotheke

Die Natur verfügt über eine große Vielfalt an unterschiedlichen Substanzen, von denen bislang nur ein Bruchteil erforscht ist. Vor allem im Regenwald und in den Ozeanen verbergen sich unbekannte Arzneien. Darunter auch viele Heilpflanzen, die die Naturvölker seit Jahrhunderten nutzen, die aber bisher nicht wissenschaftlich untersucht wurden. Auch in Deutschland vertrauen immer mehr Menschen auf die „grüne Medizin".

Zu Recht, schließlich sind viele pflanzliche Produkte ähnlich wirksam wie chemische Medikamente. So hilft Preiselbeersaft schmerzhaften Harnwegsinfekten vorzubeugen, denn die hierin enthaltenen sekundären Pflanzenstoffe senken das Risiko, dass sich schädliche Bakterien in den Harnwegen einnisten. Einziges Manko: Der Saft muss in größeren Mengen getrunken werden und der Geschmack ist nicht jedermanns Fall.

Nachgewiesen wirksam sind verschiedene Kräuter, die in der

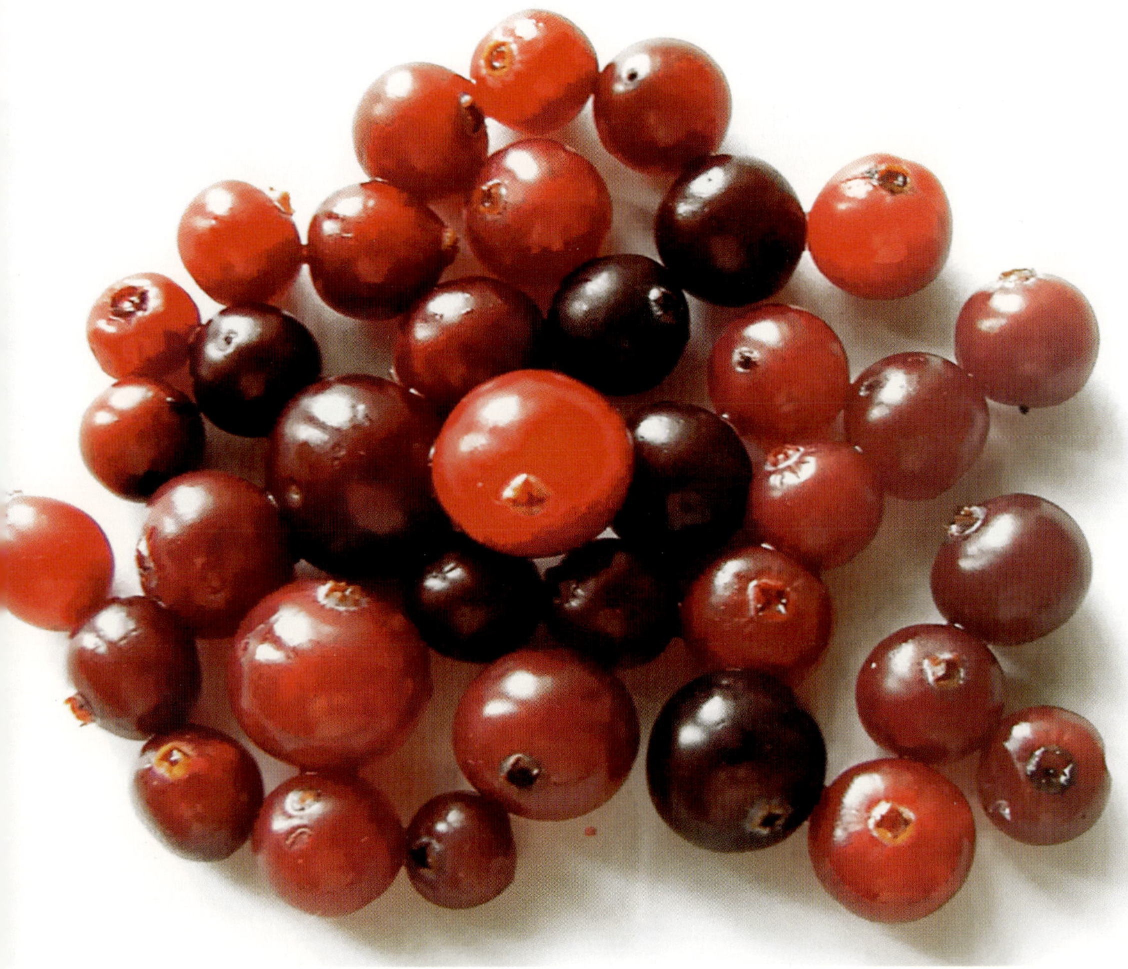

Apotheke einzeln oder als fertige Mischung, lose oder in Teebeuteln erhältlich sind. Bärentraubenblätter beispielsweise wirken antibakteriell in den Harnwegen. Brennnessel, Schachtelhalm, Goldrute oder Hauhechel beispielsweise erhöhen die Harnmenge.

Keine Wirkung ohne Nebenwirkung

Generell gilt jedoch auch bei der Phytotherapie (griech. Phyto = Pflanze): Die Präparate sollten nicht über längere Zeit ohne ärztliche Beratung eingenommen werden. Das gilt insbesondere für

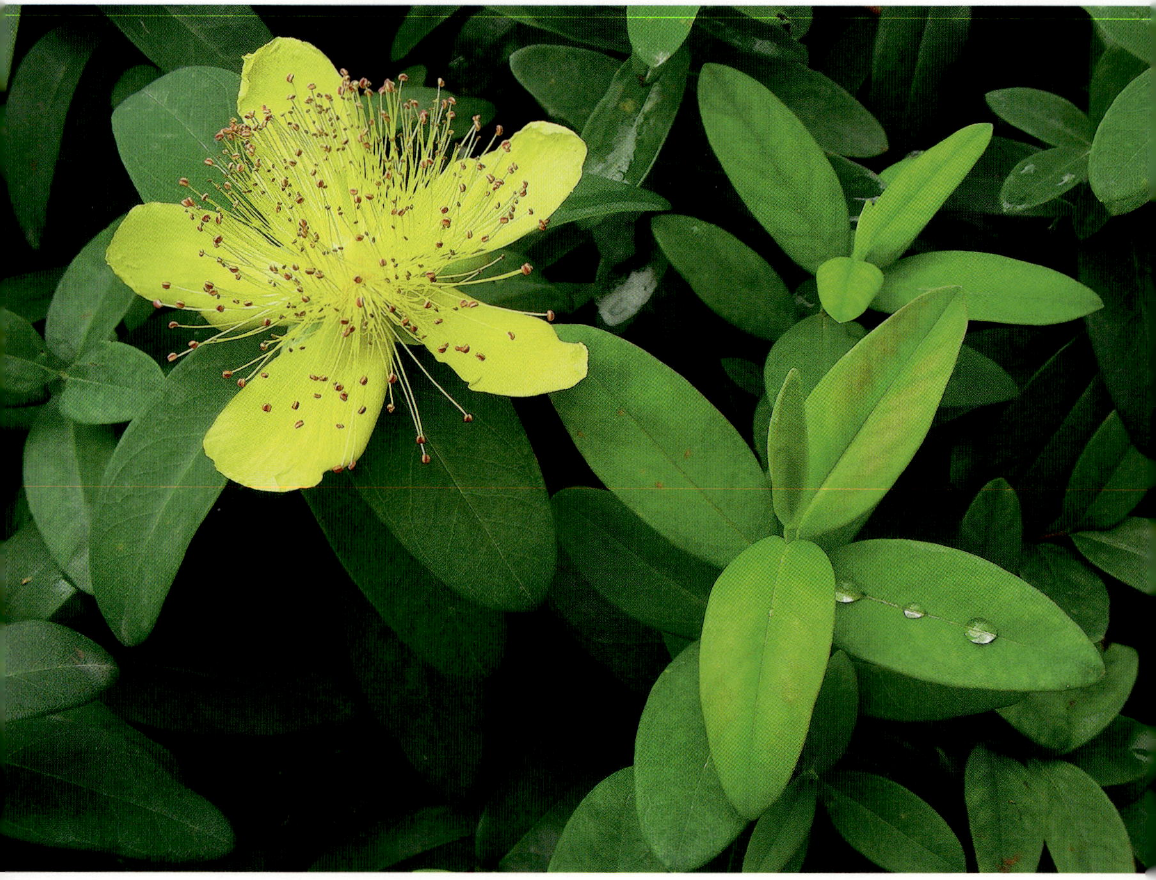

Tees mit Bärentraubenblättern. Sie sollten nicht länger als eine Woche und nicht öfter als fünf Mal im Jahr zum Einsatz kommen, schlimmstenfalls können sonst Leberschäden die Folge sein.

Auch bei der Phytotherapie gibt es keine Wirkung ohne Nebenwirkung. Deshalb sollten Sie Ihren Arzt unbedingt informieren, wenn Sie pflanzliche Mittel einnehmen. Denn sonst kann es in der Kombination mit anderen Medikamenten möglicherweise zu unliebsamen bis gefährlichen Nebenwirkungen kommen. Johanniskrautpräparate können in Wechselwirkung mit anderen Medikamenten zu Abstoßungsreaktionen bei transplantierten Organen führen. Auch mit Antidepressiva dürfen sie nicht gleichzeitig eingenommen werden. Um unerwünschten Nebenwirkungen vorzubeugen, empfiehlt es sich, die Beipackzettel genau zu lesen oder den Apotheker nach Nebenwirkungen zu fragen.

Unterschiede Arznei- und Lebensmittel

Der wichtigste Unterschied zwischen Lebensmittel und Arzneimittel ist die Kontrolle der Inhaltsstoffe. Wird zum Beispiel Kamillentee als Lebensmittel im Handel angeboten, so wird dieser nur auf seine Reinheit und etwaige Giftrückstände überprüft. Beim Verkauf als Arzneitee muss zusätzlich zur Reinheit ein hoher Wirkstoffgehalt an ätherischen Ölen garantiert werden.

Was kann man aus Kräutern herstellen?

Kräuter lassen sich auf unterschiedlichste Art und Weise verwenden. Die ursprünglichste Art ist wohl der Tee oder Aufguss. Hier kommt es auf die Bestandteile an, die man verwendet. Die Herstellung von Tee kann auf unterschiedliche Weise erfolgen. Man unterscheidet zwischen Frischtees und Tees aus sogenannten Drogen. Damit sind keine Rauschmittel gemeint, sondern getrocknete Pflanzen oder Pflanzenteile.

Der Wirkstoff ist nicht gleichmäßig verteilt, deshalb macht es einen Unterschied, welcher Teil der Pflanze verwendet wird. Teilweise haben Kräuter auch einen mehrfachen Nutzen. So kann z. B. vom Löwenzahn die Blüte, die Wurzel und das Kraut verwendet werden.

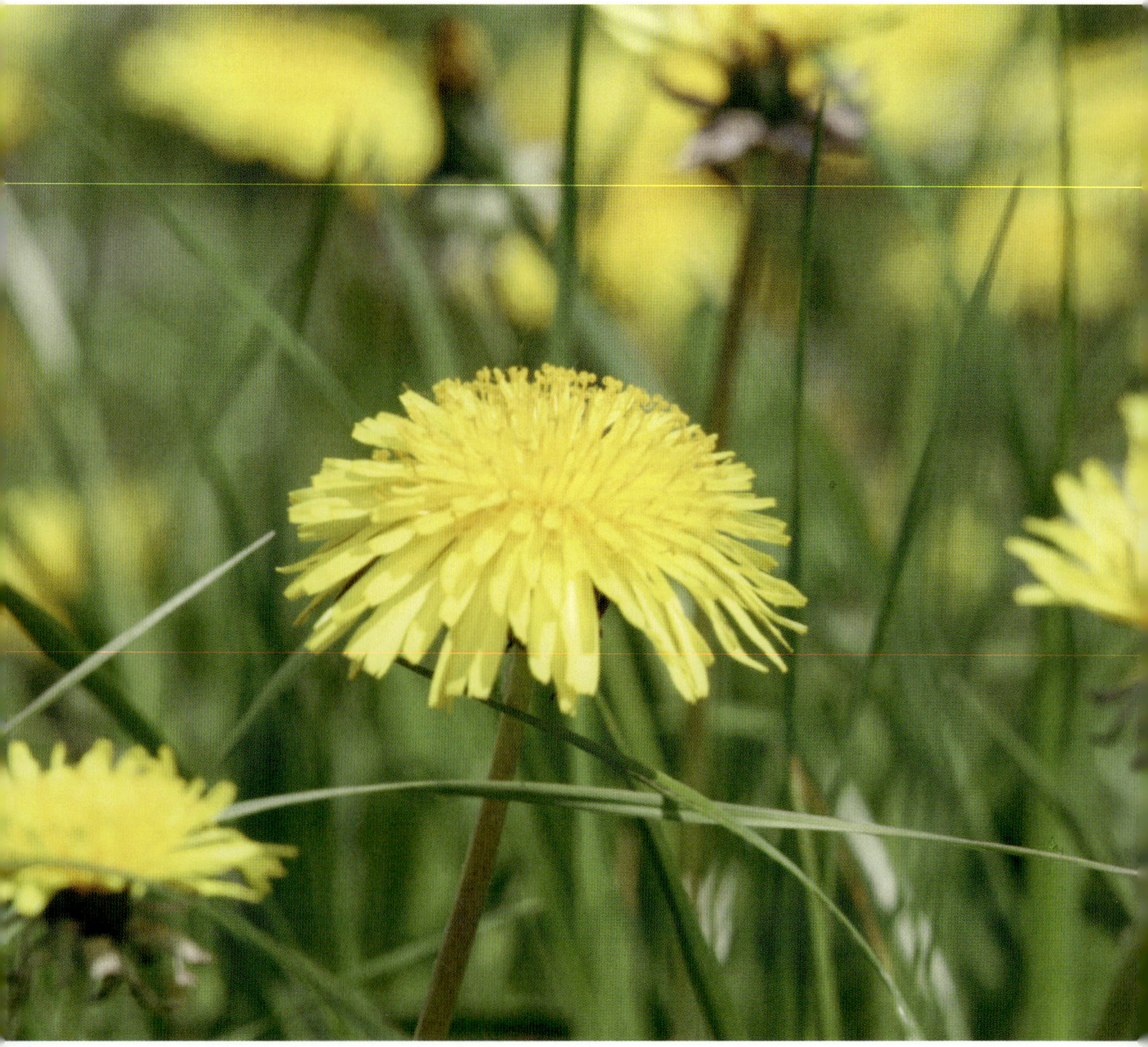

6.1 Heilpflanzen im Überblick

Name der Pflanze	Anwendungsgebiete	Wirkung	Nebenwirkung
Ackerschachtelhalm (Equisetum arvense) **Inhaltsstoffe:** Kieselsäure, Saponine, Flavonoide, Kalzium, Kalium, Magnesium **Sammelzeit:** Mai bis Juli	Bei Blasen- und Nierenleiden. Tee: Den Schachtelhalm mindestens 20 Minuten abkochen. So löst sich die Kieselsäure.	Wirkt harntreibend.	keine bekannt
Bärentraube (Arctostaphylos uva-ursi) **Inhaltsstoffe:** Arbutin, Methylarbutin, Gerbstoffe, Vitamin C, Flavonoide. **Sammelzeit:** Sommer	Entzündungen der Harnwege. Tee: 3 Gramm auf 150 ml Wasser.	Wirkt antibakteriell.	Durch die Gerbstoffe kann es zu Magenproblemen kommen.
Birke (Betula) **Inhaltsstoffe:** Saponine, Gerbstoffe, Bitterstoffe, Mineralstoffe, Magnesium, Vitamin C **Sammelzeit:** Frühling bis Herbst	Bei Reizblase, Nierenproblemen und bakteriellen Entzündungen. Auch zur Vorbeugung. Tees aus Birkenblättern gibt es in der Apotheke.	Entspannt und kräftigt die Muskulatur der Blase. Wirkt harntreibend und durchspült daher auch die Nieren.	Wichtig: bei Anwendungen mit Birke immer genügend trinken.
Brennnessel (Urtica dioica) **Inhaltsstoffe:** Vitamin C, Mineralien, Kieselsäure, Kalium **Sammelzeit:** März bis August, Samen: Frühherbst	Bei Entzündungen der Harnwege und Prostatabeschwerden. Tee: 1 EL Brennnesselblätter (2,5 g) mit 150 ml siedendem Wasser übergießen und 10–15 Min. bedeckt stehen lassen. 3–4 Mal täglich 1 Tasse Tee trinken.	Wirkt harntreibend und ist gut zur Durchspülung bei Entzündungen der ableitenden Harnwege geeignet. Außerdem kann Brennnesselwurzel Prostata- und Reizblasenbeschwerden lindern.	Bei Wassereinlagerungen oder Herzschwäche muss die Einnahme vorher mit dem Arzt besprochen werden. Brennnessel kann Magenprobleme hervorrufen.

Name der Pflanze	Anwendungsgebiete	Wirkung	Nebenwirkung
Goldrute (Solidago virgaurea) **Inhaltsstoffe:** Saponine, Flavonoide, Gerbstoffe, ätherisches Öl **Sammelzeit:** Juli bis Oktober	Bei Harnwegsinfekten. Die Goldrute kann als Tee zubereitet werden und ist als solcher in Apotheken erhältlich.	Wirkt harntreibend.	keine bekannt
Gundermann (Glechoma hederacea) **Inhaltsstoffe:** Ätherisches Öl, Gerbstoffe, Bitterstoffe **Sammelzeit:** März bis Juni	Bei Blasen- und Nierenproblemen als Tee. Dazu 1 Teel. Gundermann mit 150 ml heißem Wasser übergießen, 10 Min. ziehen lassen.	Wirkt anregend auf Blase und Niere, sowie entzündungshemmend.	keine bekannt
Hauhechel (Ononis spinosa) **Inhaltsstoffe:** Ätherisches Öl, Gerbstoffe **Sammelzeit:** Kraut: Juni bis Juli, Wurzel: September bis November	Bei Reizblase, Blasen- und Harnröhrenentzündungen und bei Blasen- und Nierensteinen. Tees aus Hauhechel gibt es in der Apotheke.	Entspannt und kräftigt die Muskulatur der Blase. Wirkt harntreibend.	keine bekannt
Heidekraut (Calluna vulgaris) **Inhaltsstoffe:** Gerbstoffe, Mineralstoffe, Kalk, Enzyme, Saponine **Sammelzeit:** August bis Oktober	Bei Infektionen der Harnwege. Tee: 1–2 TL Heidekraut-Blüten mit einer Tasse kochendem Wasser überbrühen und 10 Min. ziehen lassen.	Wirkt harntreibend.	keine bekannt
Heublumen (Graminis Flos) **Inhaltsstoffe:** Cumaringlykoside, Furanocumarine, ätherische Öle, Gerbstoffe **Sammelzeit:** Sommer	Zwei Mal tgl. feuchtheiße Kompressen anwenden. Heublumen in einem Säckchen mit kochendem Wasser übergießen, 5 Min. ziehen lassen, dann für ca. 40 Min. auf die Blase legen.	Wirkt durchblutungsfördernd.	keine bekannt

Name der Pflanze	Anwendungsgebiete	Wirkung	Neben-wirkung
Hopfen (Humulus lupulus) **Inhaltsstoffe:** Ätherisches Öl, Flavonoide, Gerbsäure, Mineralstoffe **Sammelzeit:** Spätsommer	Bei Reizblase, Blasenentzündung und Blasensteinen. Tee: Dazu Ähren mit heißem Wasser übergießen und rund zehn Minuten ziehen lassen.	Die Ähren wirken antibakteriell und beruhigend.	keine bekannt
Johanniskraut (Hypericum perforatum) **Inhaltsstoffe:** Ätherische Öle, Flavonoide, Hypericin **Sammelzeit:** Juni bis September	Bei Reizblase und Harnwegsinfekten. Johanniskraut kann als Tee angewandt werden. Tees aus Johanniskraut sind in der Apotheke erhältlich.	Wirkt antibakteriell und beruhigend.	Führt zu einer erhöhten Lichtempfindlichkeit. Kann die Antibabypille außer Kraft setzten. Abstoßungsreaktionen bei Organtransplantationen.
Kürbis (Cucurbita) **Inhaltsstoffe:** Proteine, Globulin, Lecithin, Salizylsäure, Spurenelemente, Kalium, Magnesium, Kieselsäure, Natron, Vitamine **Sammelzeit:** September bis Dezember	Bei Reizblase, Blasenschwäche und Prostatabeschwerden. Mittel aus Kürbiskernen sind in der Apotheke erhältlich. Empfehlenswert sind aber auch Kürbiskernöl und Kürbiskerne beispielsweise auf einem Salat.	Entspannt und kräftigt die Muskulatur der Blase. Außerdem wirken Kürbiskerne entzündungshemmend und harntreibend. Kürbiskernöl schützt den Körper zudem vor sogenannten freien Radikalen.	keine bekannt
Löwenzahn (Taraxacum officinale) **Inhaltsstoffe:** Bitterstoffe, Vitamine, Mineralstoffe, Flavonoide **Sammelzeit:** Blätter und Blüten: Frühling. Wurzel: Frühling oder Frühherbst	Bei Reizblase, Blasen- und Nierenprobleme sowie Blasenentzündungen. Als Tee, Saft oder Wildgemüse. Löwenzahnsaft gibt es in der Apotheke	Wirkt harntreibend. Außerdem regt Löwenzahn den Stoffwechsel an. Giftstoffe und Schlacken werden so schneller ausgeschwemmt.	keine bekannt

Name der Pflanze	Anwendungsgebiete	Wirkung	Nebenwirkung
Petersilie (Petroselinum crispum) **Inhaltsstoffe:** Vitamin C, ätherische Öle, Flavonoide, Glykosid, Kalzium **Sammelzeit:** April bis Oktober	Bei Blasenschwäche, Blasen- und Nierensteinen sowie Blasenentzündungen. Petersilie kann als Tee oder Tinktur bei Blasenentzündungen und Steinen in der Blase oder Niere eingesetzt werden (s. Kap. 6.2).	Wirkt harntreibend.	keine bekannt
Preiselbeere (Vaccinium vitis Idaea) **Inhaltsstoffe:** Gerbstoffe (Tannine), Vitamin C, Flavonoide **Sammelzeit:** Juli bis September	Bei Harnwegsinfekten, Blasenentzündungen und zur Vorbeugung von Blasenentzündungen. Wird als Saft oder Pulver eingenommen.	Ihre Gerbstoffe verhindern die Anhaftung von E.-Coli an die Zellen des Harntraktes. Dadurch können die Bakterien sich nicht festsetzen und werden über den Urin wieder ausgeschwemmt und so eine drohende Infektion im Vorfeld verhindert.	keine bekannt
Schafgarbe (Achillea millefolium) **Inhaltsstoffe:** Ätherisches Öl, Gerbstoffe, Flavonoide, Bitterstoffe, antibiotische Substanzen **Sammelzeit:** Sommer	Bei Blasen- und Nierenschwäche. Sitzbad aus Schafgarbe: 100 Gramm Schafgarbenkraut auf 20 Liter Wasser geben.	Krampflösend, desinfizierend.	keine bekannt
Wacholder (Juniperus communis) **Inhaltsstoffe:** Bitterstoffe, Flavononide, Gerbstoffe, ätherisches Öl **Sammelzeit:** April bis Juli	Bei Blasenproblemen. Tee: Einen Teelöffel Wacholderbeeren zerdrücken und mit einem Becher heißem Wasser übergießen. Den Sud rund zehn Minuten ziehen lassen.	Wirkt antibakteriell und fördert den Harnfluss.	Wacholderbeeren sollten nicht bei Nierenleiden oder während einer Schwangerschaft eingenommen werden.

6.2 Leckere und gesunde Rezepte

Auch durch gesunde Ernährung wird die Arbeit von Nieren und Blase positiv beeinflusst. Denn eine Vielzahl von Gewürzen, Gemüse oder Obst, wie Brennnessel- und Birkenblätter, Gartenbohnen, Preiselbeeren oder Kürbis wirkt unter anderem antientzündlich oder harntreibend.

Alle Rezepte von Service: Gesundheit-Expertin Dr. med. Stephanie Grabhorn sind für vier Personen.

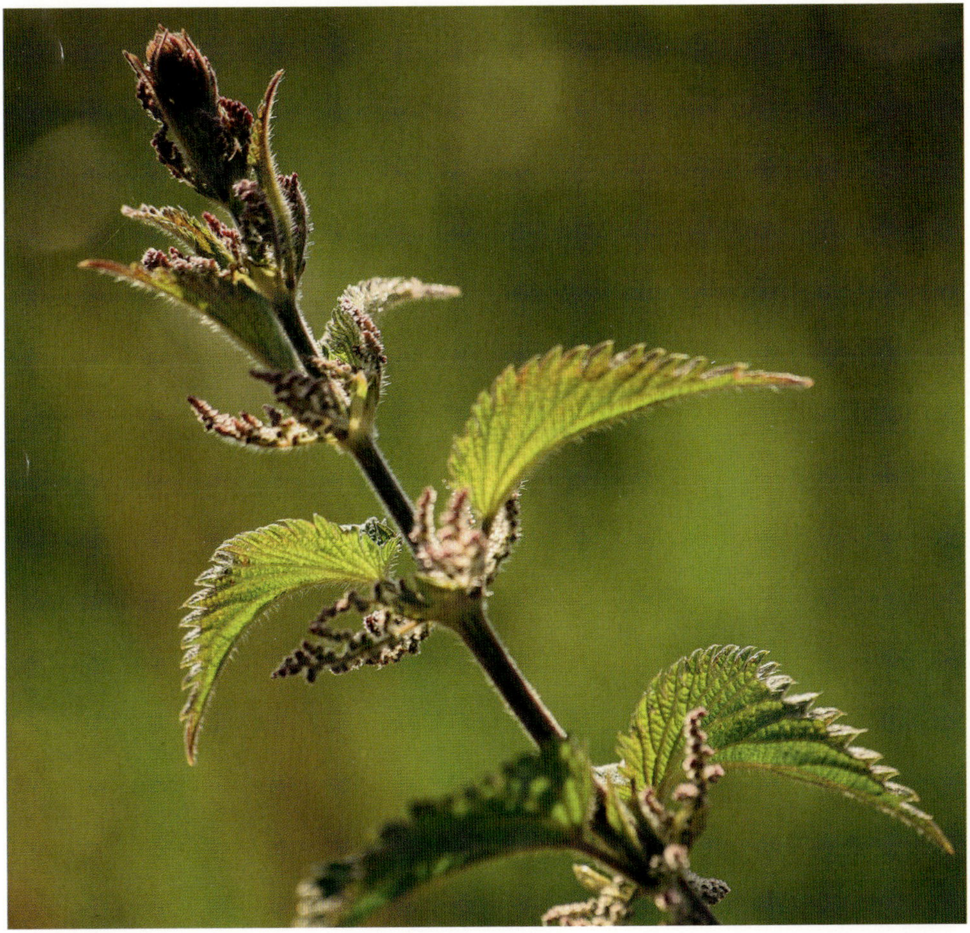

Vorspeisen

Garnelensalat mit Meerrettichschaum auf jungen Birkenblättern

Zutaten

4 Fleischtomaten
½ Salatgurke
4 Champignons
500 g frische, gepulte Garnelenschwänze (oder Krabben)
1 Zitrone (Saft)
Salz
Pfeffer (frisch gemahlen)
80 ml Joghurtmayonnaise
80 ml geschlagene Sahne
1 Orange (Saft)
½ EL Zucker
1 EL geriebener Meerrettich
1 EL Schnittlauch (klein geschnitten)
1 EL Petersilie (klein geschnitten)
10 junge Birkenblätter

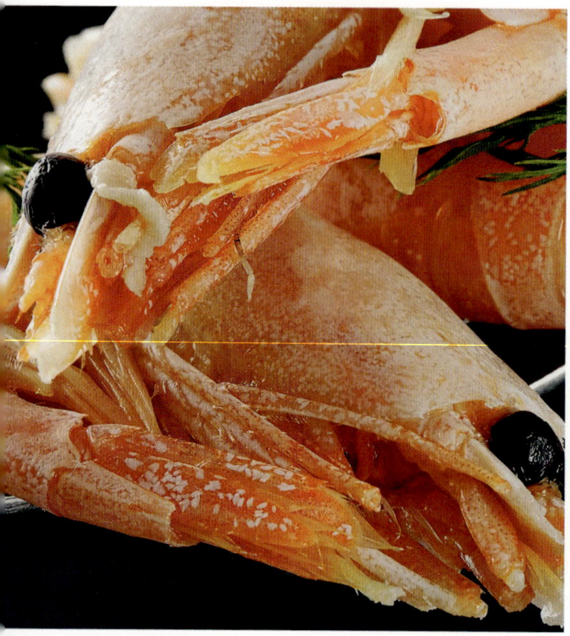

Zubereitung

Tomaten enthäuten, halbieren, die Kerne entfernen und in kleine Würfel schneiden. Dann die Salatgurke schälen, längs halbieren, die Kerne entfernen und in dünne Scheiben (Halbmonde) aufschneiden. Als nächstes die Champignons säubern, waschen und in dünne Scheiben schneiden. Anschließend das Gemüse und die Garnelen in einer Schüssel mit Zitronensaft marinieren und leicht würzen. Jetzt für den Meerrettichschaum Mayonnaise, geschlagene Sahne, Zitronen- und Orangensaft, Zucker und den geriebenen Meerrettich in einer Schüssel verrühren und mit Salz und Pfeffer abschmecken.

Anrichten

Jeweils auf einem Teller die jungen Birkenblätter auslegen,

darauf den Garnelensalat anrichten, mit Meerrettichschaum überziehen und mit Schnittlauch und Petersilie bestreuen. Dazu schmeckt besonders warmes Vollkornbaguette.

Cremige Apfelschaumsuppe mit Meerrettich

Zutaten

3 Äpfel (Boskop)
3 Schalotten
1 EL Rapsöl
1 Vanilleschote
2 EL Mehl
5 EL Sahnemeerrettich
100 ml Prosecco
200 ml Sahne
500 ml Gemüsebrühe
Etwas Zucker, Salz und Pfeffer

Zubereitung

Die Äpfel und die Schalotten schälen, würfeln und in dem Rapsöl anschwitzen. Die Vanilleschote der Länge nach halbieren und das Mark herauskratzen. Mit dem Mehl und dem Meerrettich zu der Apfel-Schalotten-Mischung geben.

Mit Prosecco ablöschen. Dann Sahne und Brühe zugießen und 15 Minuten köcheln lassen.

Die Suppe mit Zucker, Salz und Pfeffer abschmecken, mit dem Mixstab pürieren, in einen tiefen Teller füllen und servieren.

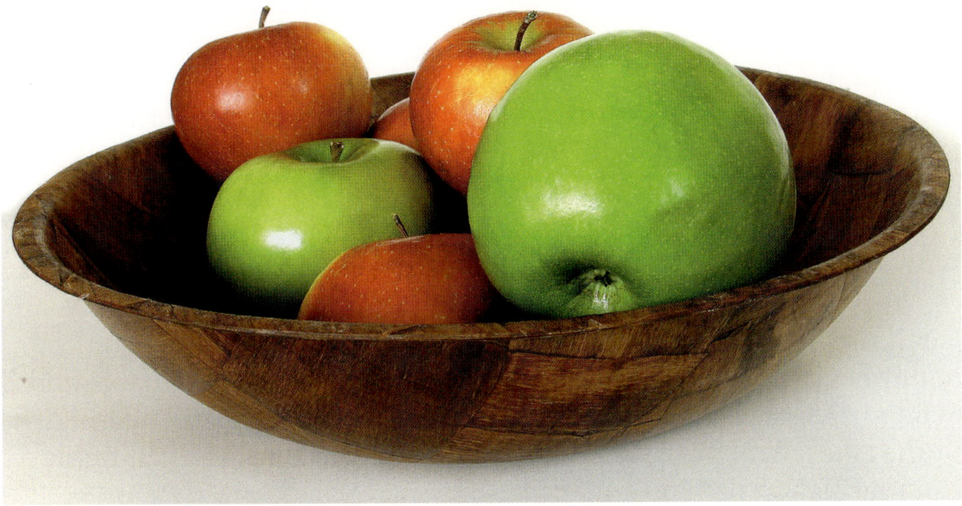

Petersiliensuppe mit Lachsklößchen

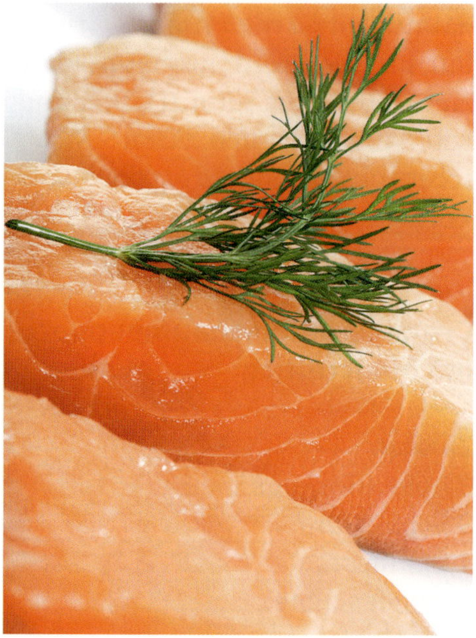

Zutaten für die Klößchen
100 g Lachsfilet
2 Eiweiß
100 ml Sahne
Salz

Zutaten für die Suppe
3 Schalotten
1 Knoblauchzehe
1 EL Rapsöl
1 EL Mehl
700 ml Brühe
200 ml Sahne
100 g Petersilie
1 Zitrone
Salz, Pfeffer, Muskatnuss

Zubereitung
Das Lachsfilet in Würfel schneiden und mit der Sahne, den Eiweißen und etwas Salz verrühren. Dann alles in eine Metallschüssel geben und im Tiefkühlfach für ca. 15 Minuten leicht anfrieren lassen.

Die Schalotten und die Knoblauchzehe schälen, würfeln und in Butter anschwitzen. Anschließend mit Mehl bestäuben und mit Brühe ablöschen. Die Sahne zugeben und die Suppe 10 Minuten bei mittlerer Temperatur köcheln lassen.

In der Zwischenzeit 1 l Wasser in einem Topf erhitzen. Die Lachsmischung fein pürieren und mit zwei Teelöffeln kleine Klößchen abstechen. Die Klößchen in kochendem Salzwasser ca. 5–7 Minuten garen.

Die Petersilie fein hacken und in die Suppe geben. Die Suppe mit dem Stabmixer pürieren, mit Zitronensaft, Muskatnuss, Salz und Pfeffer abschmecken und mit den fertig gegarten Klößchen servieren.

Brennnessel-Bouillon

Zutaten
3 Schalotten
2 EL Rapsöl
2 EL Zucker
250 g Brennnesselblätter ohne Blüten
500 ml Hühnerbrühe
200 ml Schlagsahne
Salz, Pfeffer, Muskat

Zubereitung
Die gewürfelten Schalotten in Rapsöl mit Zucker bestreuen und goldgelb dünsten. Die kleingeschnittenen Brennnesselblätter hinzufügen und kurz schmoren. Die Hühnerbrühe hinzufügen und ca. 15 Minuten köcheln lassen. Die Suppe mit dem Stabmixer fein pürieren und in Mokkatassen füllen. Etwas geschlagene Sahne darauf geben und die Sahnehäubchen mit geriebenem Muskat bestreuen.

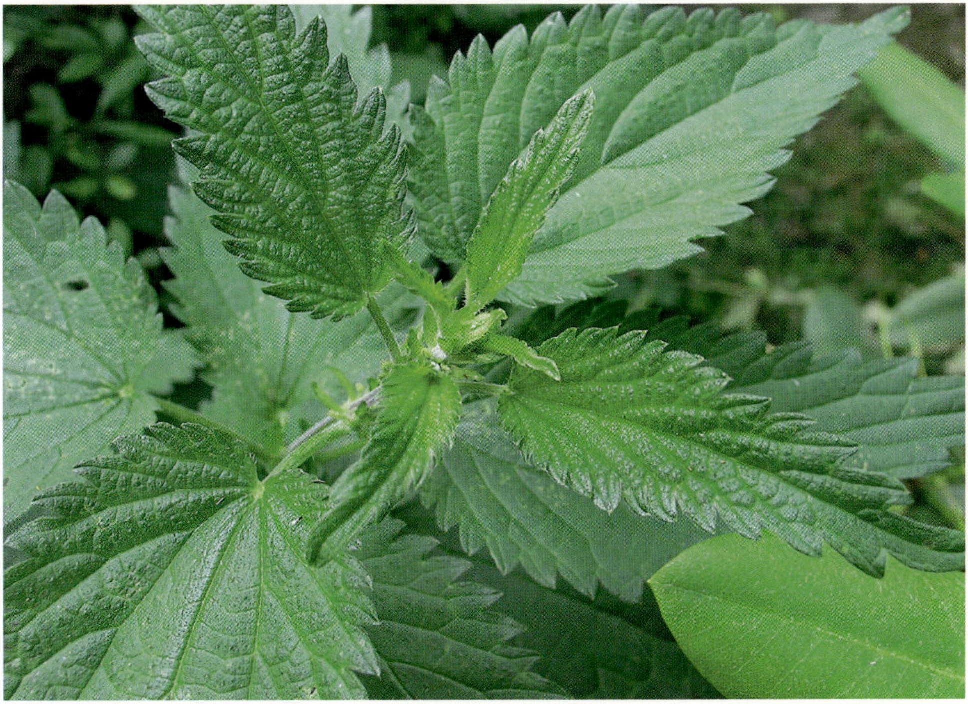

Hauptgerichte

Kürbisküchlein mit Rinderfilet

Zutaten für die Kürbisküchlein
400 g Kürbis (Hokkaido)
3 Schalotten
2 Eier
3 EL Mehl
Salz, Pfeffer
Curry
1 Bund Petersilie
1 Bund Schnittlauch
1 Bund Dill
250 g Schmand
Salz
Olivenöl

Zutaten für die Rinderfilets
4 Rinderfilets
Salz, Pfeffer
Rapsöl zum Anbraten

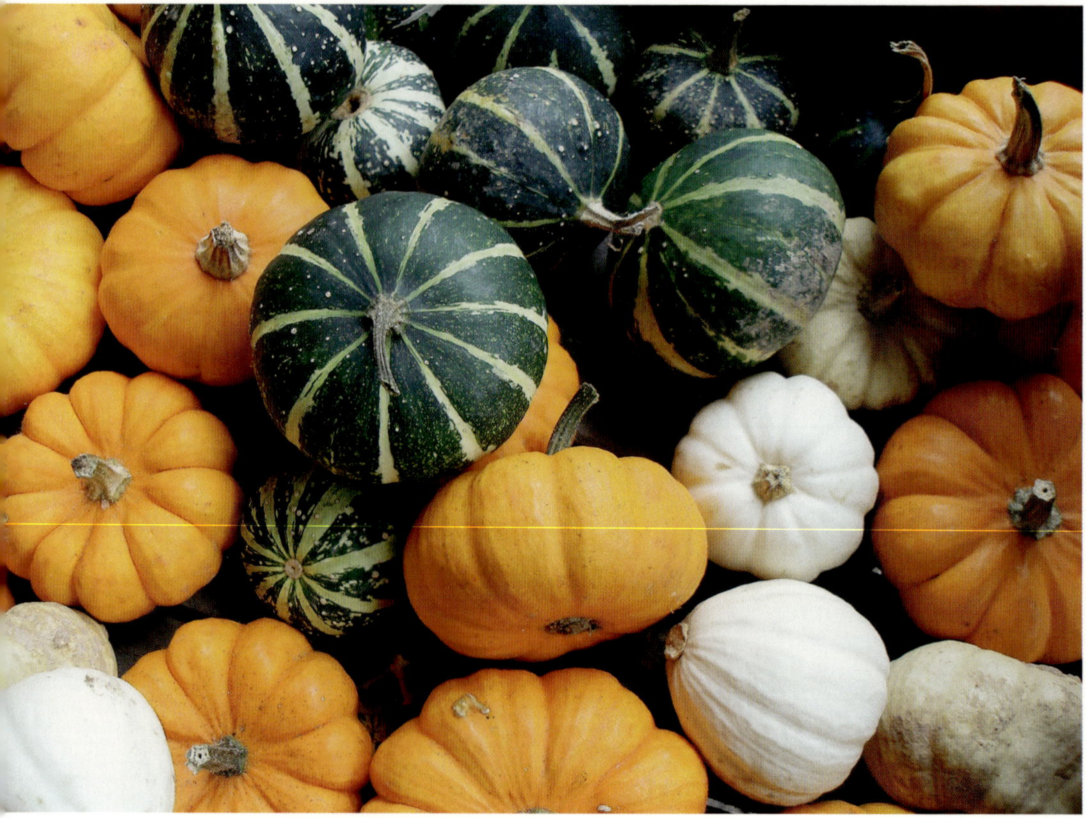

Zubereitung Kürbisküchlein

Den Kürbis schälen, entkernen und fein reiben. In einem Sieb gut ausdrücken und in eine Schüssel geben.

Die Kürbiskerne nicht verwerfen sondern in einer Pfanne mit wenig Fett und etwas Salz rösten. Die Kürbiskerne sind dann ein gesunder Snack für zwischendurch. Die Schalotten würfeln, mit den Eiern, dem Kürbis und dem Mehl vermischen. Mit Salz und Pfeffer abschmecken.

Petersilie, Dill und Schnittlauch hacken. Die Kräuter mit dem Schmand verrühren und mit Salz und Pfeffer abschmecken.

Plätzchen formen. Die Plätzchen in der Pfanne ausbacken.

Zubereitung Rinderfilets

Das Öl in der Pfanne erhitzen und die Filets von beiden Seiten anbraten. Die Rinderfilets aus der Pfanne nehmen und im vorgeheizten Backofen (180 °C) ca. 20 Minuten lang nachgaren.

Serviervorschlag: Ein Filet zusammen mit den Kürbisküchlein auf dem Teller anrichten und mit einem Schlag Schmand servieren.

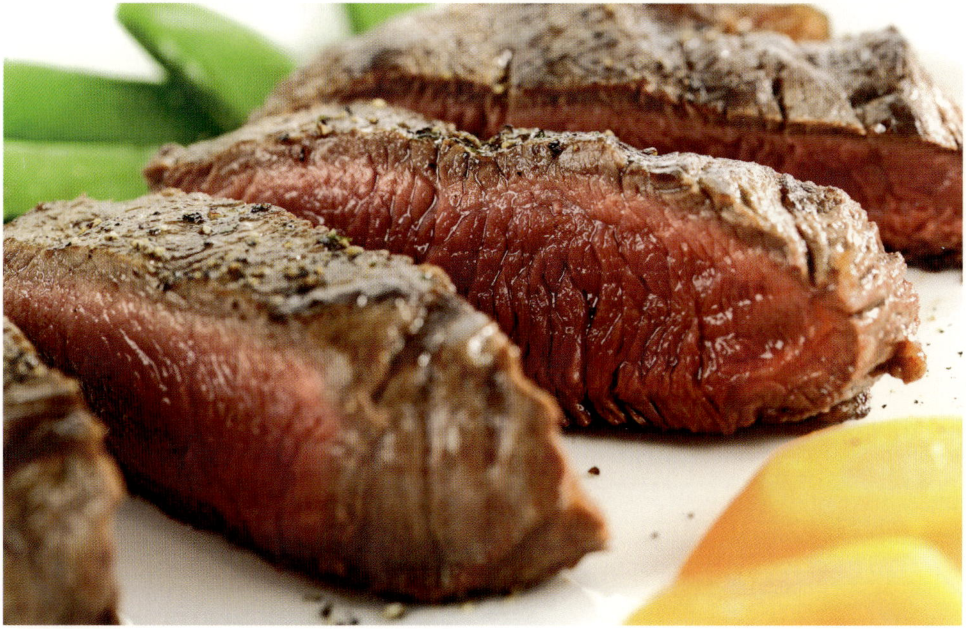

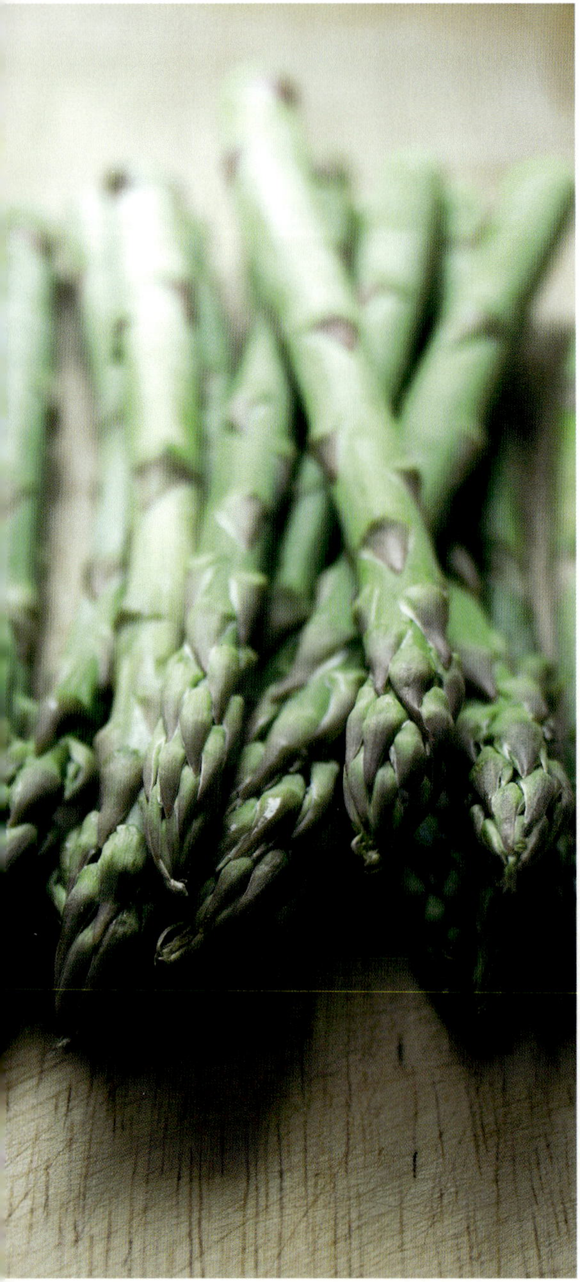

Eintopf von weißem Spargel und grünem Spargel mit Kaninchen

(Mengenangaben für 2 Portionen)

Zutaten

2 Kaninchenkeulen
2 Kaninchenrückenfilets
Salz
Pfeffer, frisch gemahlen
2 EL Keimöl
1 l Gemüsebouillon
5 Stangen weißer Spargel
5 Stangen grüner Spargel
1 Möhre
30 g Butter
Estragon-Blättchen (je nach Geschmack)

Zubereitung

Kaninchenkeulen mit Salz und Pfeffer würzen. In einem Topf das Öl erhitzen und die Keulen auf beiden Seiten goldbraun anbraten. Mit etwa 1/8 l Gemüsebouillon aufgießen, den Deckel aufsetzen. Dann die Gemüsebrühe nach und nach weiter hineingießen. 40 Minuten bei schwacher Hitze leicht kochen. In der Zwischenzeit weißen Spargel vom Kopf bis zum Schnitt schälen.

Dann die Schalen zusammen mit den Kaninchenrückenfilets

nach 20 Minuten zu den Kaninchenkeulen geben und mitziehen lassen. Den grünen Spargel nicht schälen, sondern nur die holzigen Enden großzügig entfernen. Beide Spargelsorten in mundgerechte Stücke teilen. Möhren schälen und in Scheiben schneiden.

Kaninchenkeulen und -rücken herausnehmen. Den Fond durch ein Sieb gießen und auffangen. Das Kaninchenfleisch von den Knochen lösen. Am besten geht das, wenn das Fleisch noch heiß ist. Das Fleisch in kleine Stücke teilen. Den Kaninchenrücken in Scheiben schneiden.

Spargel und Möhren im Fond bissfest garen. Danach den Fond wieder durch ein Sieb abgießen und auffangen. Anschließend den Fond noch einmal kurz aufkochen lassen. Dann die Butter in kleinen Flöckchen unterschlagen. Kaninchenfleisch und das Spargel- und Möhrengemüse wieder darin erhitzen. Den kleingeschnittenen Estragon hinzufügen, kurz ziehen lassen, so bleibt das frische Aroma des Krauts gut erhalten. Den Eintopf auf zwei tiefe Teller verteilen oder in einer Terrine servieren.

Experteninterview Wissenswertes über Estragon und Spargel

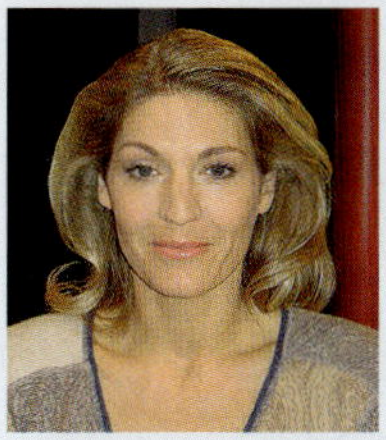

Expertin:
Dr. med. Stephanie Grabhorn, Ernährungsmedizinerin in Frankfurt a. M.

Wie würzt man mit Estragon?
Nicht zu viel Estragon verwenden, da das Kraut den Eigengeschmack eines Gerichtes leicht übertönt. Verwenden Sie Estragon möglichst frisch, denn getrocknet verliert er schnell sein charakteristisches Aroma. Falls man keinen frischen Estragon bekommt, kann man stattdessen Estragonessig verwenden. Estragon wirkt appetitanregend und das würzige, ein wenig an Anis erinnernde Aroma verleiht vor allem zarten hellen Fleischsorten, wie Geflügel, Kalb oder auch Fisch den letzten Pfiff.

Weißer oder grüner Spargel?
Die Frage, ob weißer oder grüner Spargel, wird bei diesem Gericht diplomatisch gelöst. Es werden beide verwendet! Im Unterschied zum weißen Spargel muss der grüne nur am unteren Ende geschält werden. Außerdem ist der grüne Spargel aromatischer.

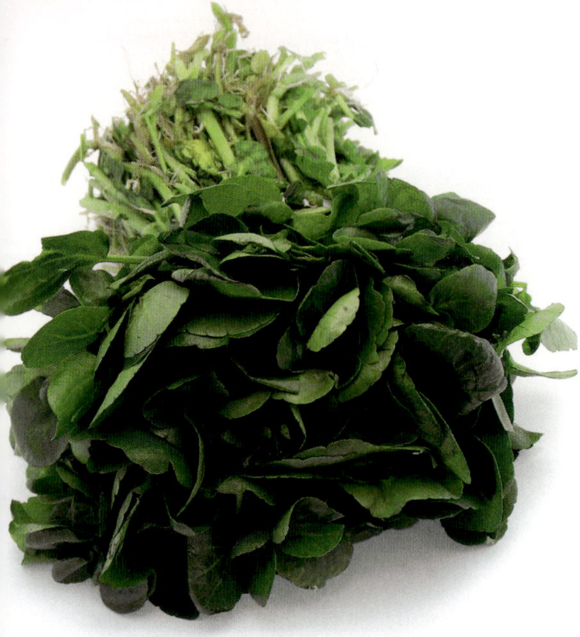

Gemüselasagne mit Brennnesseln, Bärlauch und Brunnenkresse

Zutaten
400–500 g Nudelplatten (Lasagnenudeln, grün oder gelb)
ca. 300 g Käse (Gouda, Emmentaler, Bergkäse, oder nach Belieben mischen)
ggf. Schinkenscheiben, Speck oder Lachsstreifen

Zutaten für die Gemüsefüllung
150 g frische Brennnesseln
150 g frischen Bärlauch
150 g frische Brunnenkresse
2 kleinere oder 1 große Zwiebel
Butter zum Anschwitzen

Zutaten für die Bechamelsoße
75 g Butter
75 g Mehl
750 ml Milch
Salz, Pfeffer und Muskatnuss

Vorbereitungen
Die Nudelplatten ungekocht verwenden. Den Käse grob reiben.

Gemüsefüllung
Brennnesseln und Brunnenkresse von gröberen Stielen befreien. Den Bärlauch grob schneiden. Zwiebeln ebenfalls in Stücke schneiden. Dann die Butter in einer Pfanne zerlassen und die Zwiebeln anschwitzen. Bärlauch, Brennnesseln und Brunnenkresse dazugeben. Die Kräuter nicht zu lange in der Pfanne lassen und häufig wenden. Sonst fallen sie zusammen, verlieren an Biss und Vitaminen.

Bechamelsoße
Butter in einem Topf zerlassen und das Mehl einrühren. Sobald das Mehl in der Butter gelöst ist, portionsweise die Milch zugeben und verrühren. Einmal kurz aufkochen lassen und mit Pfeffer, Salz und Muskat abschmecken. Dann die Soße vom Herd nehmen.

Zubereitung
Eine Lage Nudelplatten in eine gefettete, feuerfeste Auflaufform geben. Reichlich Bechamelsoße darüber geben. Dann etwa die Hälfte des Gemüses hinzugeben. Die zweite Lage nach demselben Muster – Nudeln, Bechamel, Gemüse. Am Schluss darüber dann noch eine Lage Nudelplatten und reichlich Bechamelsoße geben. Zuletzt den geriebenen Käse darüber streuen. Das Ganze bei ca. 175 °C auf der unteren oder mittleren Schiene des Backofens für 45 Minuten überbacken.

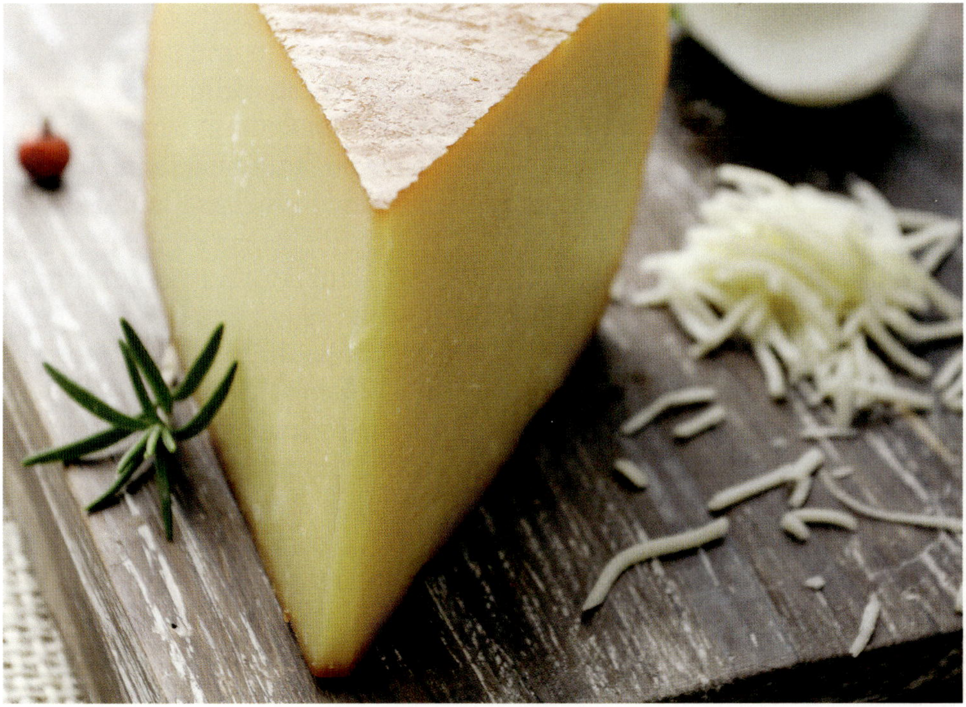

Steinpilzrisotto mit Kürbiskernen

Zutaten
300 g Steinpilze
1 Zwiebel
2 Knoblauchzehen
1 kleine Stange Lauch
2 EL Butter
350 g Risottoreis (z. B. Arborio oder Vialone nano)
200 ml trockener Weißwein
800 ml heiße Gemüse- oder Geflügelbrühe
1 Zweig Petersilie
2 Zweige Majoran
1–2 EL Kürbiskerne
80 g geriebener Parmesan
Salz
weißer Pfeffer

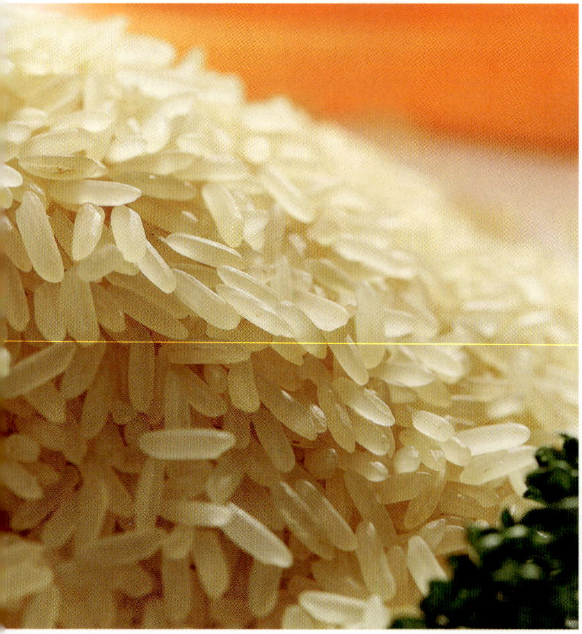

Zubereitung
Pilze putzen und in mundgerechte Stücke schneiden. Zwiebel und Knoblauch schälen und fein würfeln. Lauch putzen, längs einschneiden, gründlich waschen und in feine Ringe schneiden. Butter zerlassen, Zwiebel, Knoblauch, Pilze und Lauch darin andünsten. Dann den Reis untermischen und glasig werden lassen. Mit dem Wein ablöschen und diesen bei geringer Hitze völlig verdampfen lassen.

Nun nach und nach die Brühe dazugießen und das Risotto etwa 20 Minuten bei geringer Hitze garen. Dabei immer wieder umrühren.

Petersilie und Majoran abbrausen, trocken schütteln und die Blätter fein hacken. Die Kürbiskerne in einer Pfanne ohne Fett rösten, bis sie zu duften beginnen. Die Kräuter mit dem Parmesan unter den Reis mischen. Salzen, pfeffern. Das Risotto auf Tellern verteilen, die Kürbiskerne darüber streuen.

Desserts

Nusstorte mit Preiselbeerfüllung

Zutaten

250 g Margarine
2 EL Agavendicksaft (je nach Geschmack auch mehr)
6 Eier
1 Vanillezucker
250 g Buchweizenmehl
250 g gemahlene Mandeln oder Haselnüsse
1 Päckchen Weinstein-Backpulver
1 Glas Preiselbeeren

Zubereitung

Margarine mit Agavendicksaft schaumig rühren, Eigelb dazurühren. Eiweiß mit dem restlichen Agavendicksaft steifschlagen. Buchweizenmehl, Nüsse und Backpulver mischen und unter die Margarine rühren. Dann das Eiweiß locker unter die Masse heben. Bei 175 °C ca. 50 Min. backen. Mit einem Holzstäbchen probieren ob der Kuchen durchgebacken ist. Dann den Kuchen abkühlen lassen. Anschließend in der Mitte durchschneiden und mit der Preiselbeermarmelade füllen und mit etwas Puderzucker bestreuen.

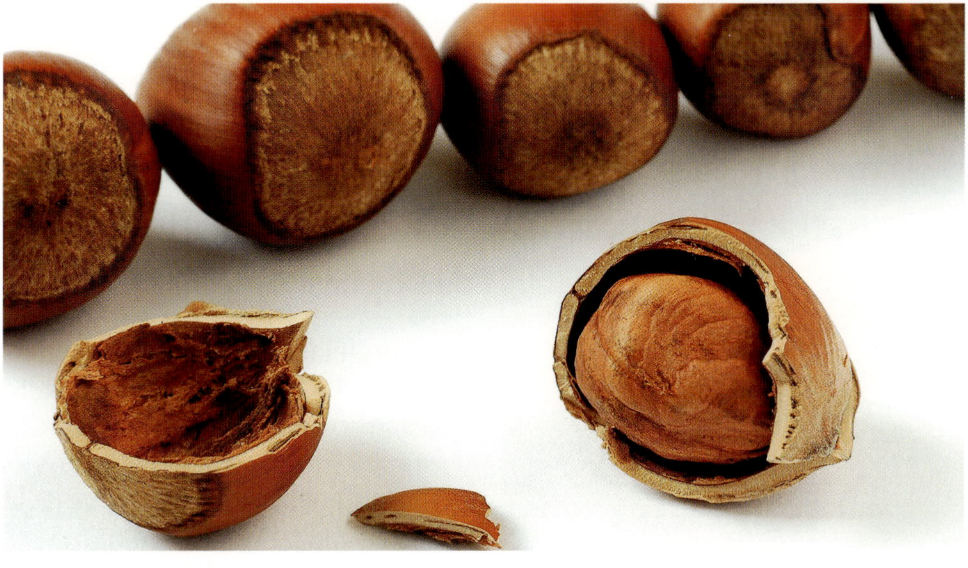

Cranberrie-Kompott mit Pralinen-Panacotta

Zutaten für das Cranberrie-Kompott

1 kg amerikanische Cranberries
500 g Zucker
300 ml Wasser

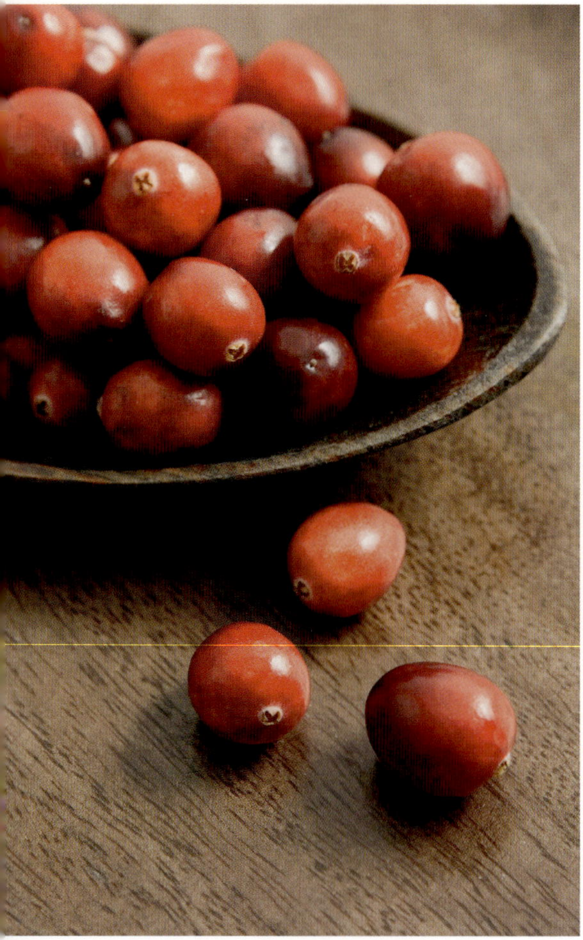

Zubereitung

Gut ausgereifte Früchte mit wenig Wasser weich kochen. Zucker zufügen, nochmals aufkochen und sofort in Gläser füllen. Die Gläser schließen und bei 80 °C 20 Minuten lang einkochen.

Zutaten für die Pralinen-Panacotta

1 Orange
100 g Zucker
4 Blatt Gelatine
300 ml Sahne
100 ml Milch
200 g Mascarpone
100 g Zucker
1 EL Nuss-Nougat-Creme
5 EL Whisky-Sahne-Likör

Zubereitung

Die Orange auspressen. Den Zucker mit dem Orangensaft in einen kleinen Topf geben und unter Rühren kochen, bis er sich goldbraun färbt. Dann die Karamell-Masse in 4 kleine Förmchen füllen.

Die Gelatineblätter in kaltem Wasser einweichen. Sahne, Milch, Mascarpone, Zucker, die Nuss-Nougat-Creme und den Whisky-Sahne-Likör in einem Topf aufkochen lassen. Die Gelatineblätter leicht ausdrücken und unter die Sahnemischung rühren. Dann die Masse in die mit Karamell gefüllten Förmchen geben und ca. 5 Stunden kalt stellen.

Die Pralinen-Panacotta aus den Förmchen stürzen und mit dem Cranberrie-Kompott servieren.

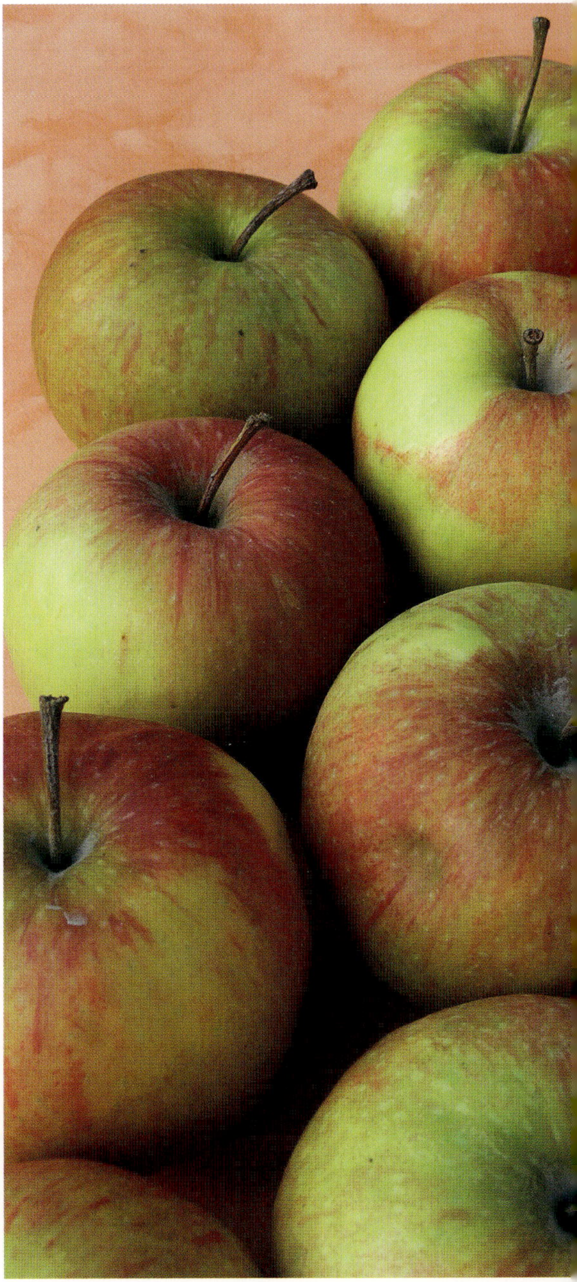

Äpfel mit Preiselbeeren

Zutaten
2 Äpfel
Preiselbeeren im Glas
250 g Zucker
1 l Wasser
Saft einer ½ Zitrone

Zubereitung
Äpfel schälen, halbieren und das Kerngehäuse herausschneiden.

Apfelhälften in Zucker-Zitronenwasser weich garen. Die Hälften mit den Preiselbeeren füllen und warm servieren. Dazu passt gut auch eine Vanille- oder Weinschaumsoße.

Preiselbeer-Mandel-Dessert

Zutaten

150 g Frischkäse
75 g Joghurt
Preiselbeeren aus dem Glas, nach Belieben
Zitronensaft
Zucker
Geröstete Mandeln

Zubereitung

Frischkäse und Joghurt im Verhältnis 2:1 zu einer Creme vermengen, mit etwas Zucker und Zitronensaft abschmecken. Unter die Hälfte Preiselbeeren (aus dem Glas) rühren und so eine rote Creme herstellen. Dann die rote und weiße Creme abwechselnd in hohe Gläser schichten und mit gerösteten Mandeln dekoriert servieren.

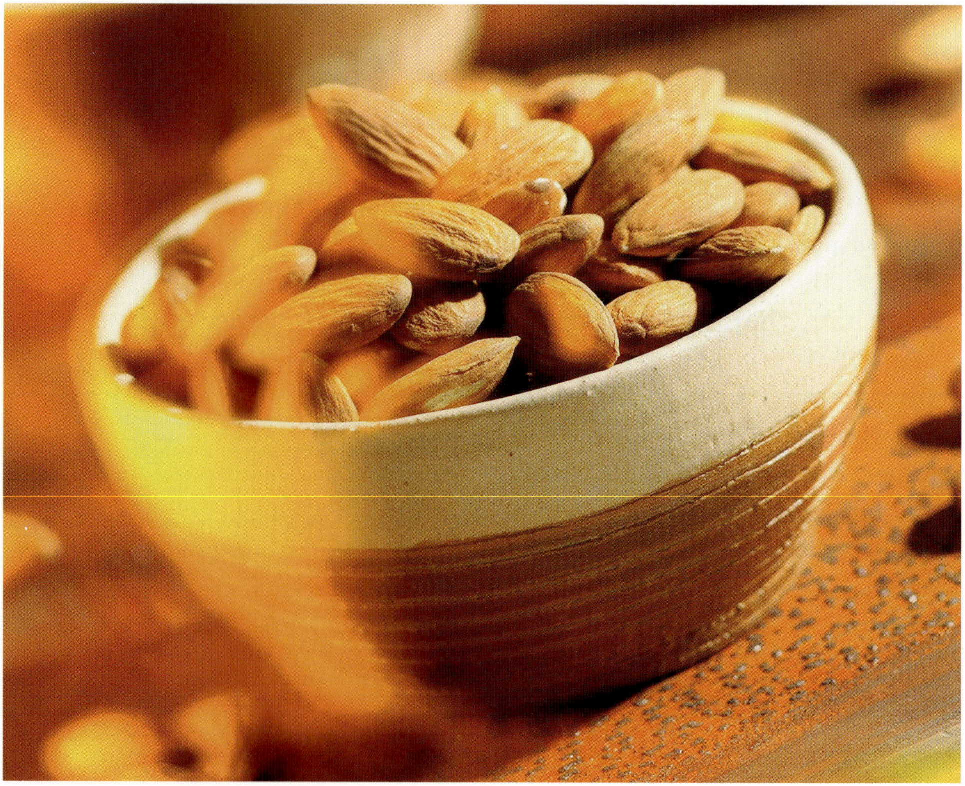

Rat und Tat

Wichtige Adressen

Inkontinenz

Deutsche Kontinenz Gesellschaft e. V.
Friedrich-Ebert-Straße 124
34119 Kassel
Telefon: 0561/780 604
Fax: 0561/776 770
E-Mail: info@kontinenz-gesellschaft.de
www.kontinenz-gesellschaft.de

Berufsverband der Deutschen Urologen e. V. und Deutsche Gesellschaft für Urologie e. V.
Uerdinger Str. 64
40474 Düsseldorf
Telefon: 0211/516096 0
Fax: 0211/516096 60
E-Mail: info@urologenportal.de
www.dgu.de

Selbsthilfeverband Inkontinenz e. V.
Bahnhofstraße 14
86150 Augsburg
Telefon: 0821/31983790
Fax: 0821/31983791
www.selbsthilfeverband-inkontinenz.org

Inkontinenz Selbsthilfe e. V.
Geschäftsstelle
Berliner Strasse 13–15
35415 Pohlheim
Telefon: 06403/969 7933
E-Mail: info@inkotreff.de
www.inkontinenz-selbsthilfe.com

Initiative Trockene Nacht – Guter Tag
Postfach 130 120
50495 Köln
Telefon: 0180/500 6498
(Mo–Fr 9.00–18.00 Uhr)
E-Mail: info@initiative-trockene-nacht.de
www.initiative-trockene-nacht.de

Gesellschaft für inkontinente Personen e. V.
40531 Düsseldorf
Telefon: 0221/5961 216

Beckenboden

Deutsches Grünes Kreuz e. V.
AG Beckenboden, Im Kilian
Schuhmarkt 4
35037 Marburg
Telefon: 06421/293 0
Fax: 06421/229 10
E-Mail: dgk@kilian.de
www.ag-beckenboden.de

Niere

Deutsche Nierenstiftung
Postfach 3
69491 Hirschberg
Telefon: 06201/599 533
Fax: 06201/599 535
E-Mail: d_nieren@yahoo.de
web.mannheim.de/nierenstiftung/

Internet

Internetseiten der Arbeitsgemeinschaft der Wissenschaftlichen Medizinischen Fachgesellschaften zum Thema Inkontinenz:
uni-duesseldorf.de/AWMF/ll/043-038.htm
uni-duesseldorf.de/AWMF/ll/084-001.htm

Register

Autoreninfo

Anne Freimann studierte an der Philipps Universität in Marburg Politik- und Medienwissenschaften sowie Geschichte. Neben gesellschaftswissenschaftlichen Themen verfolgt sie seit Langem die spannenden Entwicklungen in den Bereichen Medizin und Wissenschaft.

Parallel zu ihrem Studium arbeitete sie als Autorin für die Medizinsendung Service: Gesundheit des hr-Fernsehens. Nach Abschluss des Studiums ist sie als Redakteurin für die inhaltliche Gestaltung der wöchentlichen Fernsehsendung verantwortlich.

Die verständliche Aufbereitung von Ernährungs- und Medizinthemen stellt Anne Freimann immer wieder vor neue und interessante Herausforderungen. Neben der Themen- und Expertenauswahl steht in der redaktionellen Arbeit an der Sendung immer der Zuschauer im Mittelpunkt. Und so ist das Buch nicht nur ein Spiegel der Sendung, sondern auch eine Herzensangelegenheit der Autorin und der Redaktion Service: Gesundheit.

Anne Freimann

Schwindel

So kommt die Welt wieder ins Gleichgewicht

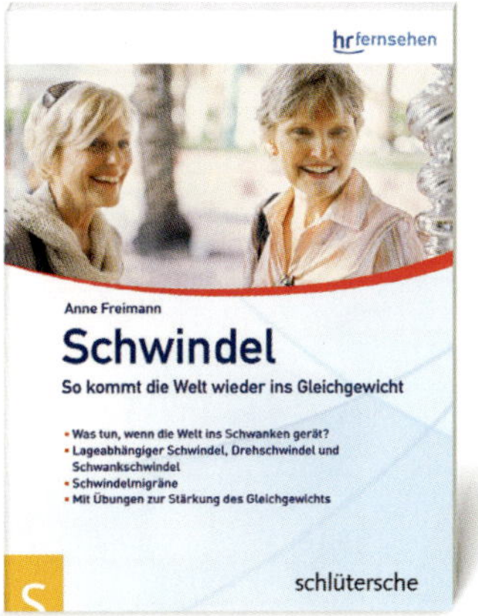

2007. 104 Seiten, 60 Farbfotos,
15,5 x 21,0 cm, kartoniert
ISBN 978-3-89993-544-8
€ 9,90

Schwindelattacken treten urplötzlich auf. Nach Schmerz ist Schwindel das zweithäufigste Krankheitssymptom und wird oft als Bedrohung empfunden.

Damit die Welt wieder ins Gleichgewicht kommt, sind eine schnelle und vor allem genaue Diagnose und Therapie wichtig.

Bei über 380 Schwindelformen ist eine exakte Diagnose jedoch schwierig. Reduziert man die Schwindelarten auf die zehn häufigsten, kann man fast allen Betroffenen helfen. Konkrete Hilfe bietet dieser Ratgeber.

Er informiert umfassend über die Suche nach dem richtigen Arzt, der optimalen Therapie und die Vorbeugung von Schwindelattacken.

Aus dem Inhalt

- Schwindel – Was tun, wenn die Welt ins Schwanken gerät?
- Lageabhängiger Schwindel
- Drehschwindel
- Schwankschwindel
- Schwindelmigräne
- Weitere Schwindelformen
- Reisekrankheit
- Gleichgewichtstraining

Stand August 2007. Änderungen vorbehalten.

schlütersche